时兆文化

观念对了，获得健康好轻松！

编著／台北台安医院

NEWSTART®八大新生活

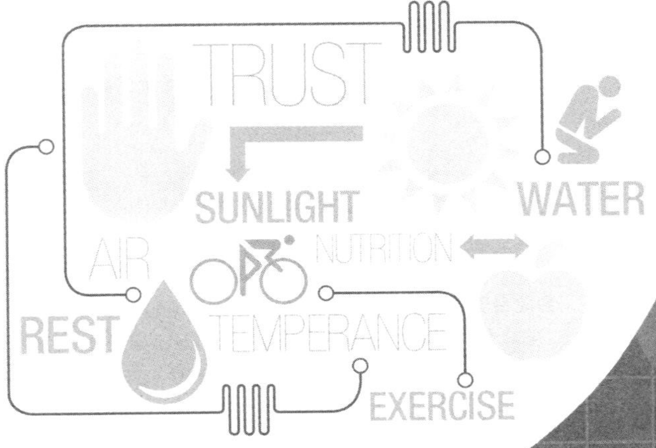

《国家地理杂志》揭开美国罗马林达长寿村的百岁秘诀！

致谢

感谢参与本书撰写及审订的医师群、专业人员及见证分享者。

撰文作者（按文章顺序排列）

第1章

台北台安医院家庭医学科主治医师・翁珮瑄

台北台安医院健康事业发展部专员・萧若妍

第2章

台北台安医院内科暨教学研究部主任・黄启熏

台北台安医院家庭医学科暨社区医学部主任・罗佳琳

台北台安医院妇产科医师暨策略长・周辉政

第3章

台北台安医院健康事业发展部营养师・刘怡里

台北台安医院健康事业发展部运动中心组长・阳安格

台北台安医院家庭医学科暨社区医学部主任・罗佳琳

台北台安医院敦南儿童专注力中心技术长・廖笙光

基督复临安息日会台湾区会健康部干事・杜慕恒牧师

第4章

罗尹瑲、宋玉梅、陈良南、谢文亦，4位新起点学员

第5章

香港港安医院副院长・胡子辉

台北台安医院营养课课长・林淑姬

审订者（第3章）

台北台安医院营养课课长・林淑姬（Nutrition 均衡营养）

台湾大学体育室副教授・余育苹（Exercise 持久运动）

台北台安医院家庭医学科主治医师・翁珮瑄（Water 充足饮水）

台北台安医院皮肤科主治医师・林佑镛（Sunshine 适度阳光）

台北台安医院胸腔内科主治医师・吴宪林（Temperance 节制生活）

台北台安医院家庭医学科主治医师・廖柏宜（Air 清新空气）

台北台安医院家庭医学科主治医师・林欣颖（Rest 身心休息）

目录

专文推荐

观念就是健康的一部分

中国幸福家庭养生学创始人 / 喜公三丫

首先真诚地祝贺这本书的出版。这是我第一次为台湾养生倡导者写的书作序，十分荣幸的同时，更是惊喜不已。健康是整个人类的重大课题，因此就需要我们从医者不断地交流医科经验、归纳精华，以适应人类社会发展和自然世界的不断变化。为全人类的健康付出智慧与行动，是一项非常让人敬重的工作。当我深读细品全书后，发现它不仅非常值得一读，而且值得随身携带，甚至珍藏。

在我和夫人三丫的心中，最理想的医疗体系并不是社会医疗免费，抑或是染上疾病后由政府发放补贴养活我们。我们理想的世界，是看不到疾病的世界，是健康咨询中心替代医院的社会。尽管这是一个似孩童般天真的梦想，但作为一位年近花甲的养生倡导者，我们却始终在为这个目标付出努力。

在和夫人多年来的养生学倡导中，我们发现：如果把生命比喻为一个足球场，那么医院，只不过是球场最后方的守门员而已。当敌人的前锋单刀直入，跃过守门员，其威胁已几乎无法消除，只能眼睁睁地看着对方攻破大门。

在进医院之前，你有很多种选择。然而进了医院，你就只有一种选择：那就是听天由命。观念，在首先决定着你的健康。民间久有“中医救命，西医治病”的说法，虽有揶揄玩笑之嫌，却也为人们对健康观念的选择提供了新思路。

显然，我的想法和我推荐的这本书《观念对了，获得健康好轻松》，是不谋而合的。也许在不久的将来，这本书还会有英文版、德文版、法文版等等，但毕竟呈现在您手中的这本是中文版。所以，请允许我从中国人的医学角度谈起。

在我国寻古籍我们有《黄帝内经》、《本草纲目》等等；寻古术我们有经络推拿、针灸等等。中医经过几千年的沉淀积累，无论从理论的完善还是技艺的日益纯熟，都是毋庸置疑的。然而令人哀叹的是：原本只在西方人眼中神秘的中医，如今在国人眼中，竟也披上了一层神秘的面纱。

毋须讳言，当然不是每个人都有精力、有机会去深刻的理解《黄帝内经》、《本草纲目》的精髓所在，但如果不能让大

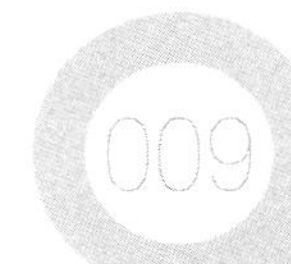

家对常识性的医理知识有所了解，这就是问题了。原因何在呢？问题就出在我们这些从事医科工作的人身上。

每一位中医从业者都对中医抱有强烈的热爱和崇敬，因此导致了一些错误的观念，如：鉴于中医的高深，与农民、工人以及非专业的人去谈，讲半天他们也听不懂，也听不进去，实在是费力不讨好，是浪费口舌之举。其实不然。了解中医与个人的身份无关，而与年龄和观念紧密相关。接触越早的人，受益也越早。当你已经病入膏肓才想起中医，恐怕为时已晚。

通俗一点说养生，便是阴阳气血调节、静动分泌调节、身心互通调节。我可以自信地说，如果一个人在成年之前形成一个正确的养生概念，成年之后能保持良好的养生习惯，那么他/她踏进医院大门的概率将微乎其微。

时下许多人都在抱怨：程序员抱怨每日坐在电脑前时间太久导致颈椎酸痛；市场人员抱怨应酬酒会太多累得精神萎靡；领导们抱怨公务缠身日夜难寐，且“三高”指标节节攀升……

生活条件好的人在抱怨，生活条件不好的人也在抱怨。然而健康却是一个公平的家伙，它并不特别垂青于穷人或者是富人，它只陪伴那些懂得爱惜自己身体的人。

许多学生为了考上好的大学，点灯熬蜡温习至深夜一两点，殊不知已错过多项人体排毒规律期；许多恋食主义者奔走于大街小巷寻找舌尖上的刺激，殊不知已为日后疾病埋下祸根；许多女孩儿高举减肥的大旗梦想成为窈窕淑女，殊不知这种的行为已经将身体推向亚健康状态。

熟悉喜公三丫的朋友都知道，我和夫人三丫向来“一文一武”：对于养生的理论传授、方法传授，或是亲自上手调节，进行生命机能的再转换，通常由我来做；而在我之上，还有更重要的工作，那便是我夫人所做的：观念转换，心灵疏通。

有这样的一个小故事：

一天，一位慕名而来的政府高官拜访。称自己患有失眠之症，需要常年服用安眠药品，最近愈发觉得头脑不清晰，心生忌惮，有点不太敢继续服用了，问是否可以一调摆脱烦恼。

这位官员一进屋就开始滔滔不绝地讲自己的重要性：“我和那些不做事的政府官员可不同，我为人民可真的是披肝沥胆，心里想的全是老百姓们渴望的脸和期盼的眼神，一刻都不敢怠慢。我每天晚上躺在床上都在紧张，怎样才能把自己能做的事做得更好……”

看到他的状态，我又欣喜又悲伤，欣喜的是人民有这样一位好官，悲伤的是夫人根本不会让我给他调理身体。我的夫人在工作上，她的立场却一贯坚决：观念不对的人，坚决不调理！否则就是调理了也是徒劳无功。

果然不出所料，尽管当天我几次表示只是想简单地给这位人民的好官按几下穴位，缓解一下平时劳累，夫人依然不允许。第一次会面，很快就结束了。

有趣的是，第二天这个“好官”又来了，这次是夫人打电话特地请来的。但是夫人和他仍然只聊家常，完全不给我上手的机会。第二次会面，大概谈话了两三个小时，我又在毫无作为的无奈下送走了客人。

直到第三次，事情才出现了转机。

这一次，夫人把这位“好官”带到我们的调理房，让他轻轻躺在能量床上，细声问他：“其实，治疗你的失眠特别容易，但是你知道为什么我们一直不给你治疗吗？”这位好官脾气很好，说话也很客气：“久闻你们两位是大师，自是有非常原因喽。难道是怀疑我对自己的政绩吹牛了吗？”

夫人尽管语气仍然是温柔的，面孔却已经板了起来：“要我说，你也就只是个好官而已！你对家人的责任尽到了吗？你了解你孩子的成长吗？你经常陪伴你的妻子吗？你多久没看过你的双亲了？你不爱惜你自己的身体，你知道你的老母亲在家里每天有多么地心急如焚吗？你以为干好工作，造福群众你就能心安理得了？我告诉你吧，你睡不着觉就是因为你对不起你的家人，因为你每天沉浸在难以察觉的懊悔之中，导致虚火上升，胸口烦闷。你难受，是因为你潜意识里全是对亲人的愧疚！”

夫人这种当头棒喝我自然是见得多了，早已习以为常。然而，这位官员却是目瞪口呆，想必身处高位的他大概几十年没人敢和他这么说话了。经过半晌茫然，高官问道：“大师，那您看我该怎么办？”

夫人的语气又稍稍缓和了些，不过依旧相对严肃：“等会儿喜公大师会给你走一遍经络调理，这只是放松一下筋骨，算是我们替人民报答你的。以后身体疲惫了也可以再来，但不要指望可以就此治病。你这病要想根治，你就得保证每天下了班准时回家，晚上躺在床上不能再想工作，想想你的父母、孩子、妻子。人民需要你，他们更需要你。修身齐家治国平天下，可不要把重点都搞错了。一个男人要是不知道为了家人爱惜身体，那就没什么可值得标榜的！”

随后的几天，夫人又把高官的妻子单独邀请来，通过心灵疏通，将他们夫妻间多年的感情问题逐一化解。本该是关键的中医之术，每每却都要等到此刻，夫人才允许我传道授业或者是上手调节。我教给这位高官夫人一套“喜公三丫夫妻养生秘法”，叮嘱她不要嫌累嫌烦，也不要被丈夫一两次的拒绝而觉得丢脸放弃，同时给她讲了许多因为这个养生秘法而使夫妻重新寻回温情的故事。

听高官的夫人说，高官的睡眠时间通过将近半年的经络调理，终于提前到了10点之前，并且已经能睡得很安稳。

这个小故事也许并不典型。但是在喜公三丫“日行一善”的坚持岁月中，正是这样比比皆是的“不典型”，却都有着令人欣喜的结局，成为了“典型”。

现代中医养生学不仅要遵循“上医治未病”，更要实现人的“身心灵”一体康健的终极理想。而要实现这个理想，夫妻养生，则是养生的灵魂。关于生命的磁场，心灵的感应，情感的互动，夫妻，无疑是天下第一养生伙伴。多年实践证明，我和夫人三丫的“夫妻养生秘法”，是家庭健康和幸福的保障，受益八方。因此，观念为天，得法为地，然后就是每日的践行。

我的“生命状态转换”疗法，除了祖传中医经络调理和现代能量导入与夫人三丫的中医心理学有机结合创造出的优势互补疗效，还有走进大自然，跟大自然学养生的“自然疗法”和“绿色养生”巧妙结合，让我们走进负氧离子含量最多的地方，阳光空气水最好的去处，从而达到道法自然，天人合一。

观念决定健康，观念决定命运，观念决定幸福，观念决定性命……

没错，观念就是你选择健康的先决条件，从这本书开始吧！

专文推荐

您需要新起点!

香港港安医院副院长 / 胡子辉

在您手上的这本书，是可以改善您健康的一本好书。若您希望体验健康生活是怎么一回事，请关注以下内容。

世界卫生组织公报，依据2008年的统计，全球有3,600万人死于非传染性疾病，即心脏病、中风、癌症、呼吸系统疾病和糖尿病；其中60岁以下的病死者占60%。尤其在现代化、都市化生活的国家民众中，每十个死者中就有八位是死于非传染性疾病。而导致非传染性疾病的主要成因，往往来自于不当的生活方式及不良的生活环境，但“吸烟”、“嗜酒”、“不正确的饮食习惯”、“缺乏运动”这四项致病因素，我们完全可依照个人的选择，来改善以上不当的生活方式。

本书所列举的健康生活方式，就是针对非传染性疾病的最好良方。新起点（NEWSTART®）健康生活方式是由八个健康生活原则组成，以八个英文字代表：Nutrition 均衡营养、Exercise 持久运动、Water 充足饮水、Sunshine 适度阳光、Temperance 节制生活、Air 清新空气、Rest 身心休息、Trust 信靠。您必须用心了解这八大健康原则的实证科学原理，当您经过认知，再选择去体验，您所汲取的经验将会是前所未有的震撼！因为这正是我自己的经验！

可惜，研究指出，在获悉正确的健康生活方式信息或课程后的民众中，目前只有 4% 是知而后行的健康实践者。无奈，不良的生活习惯仍具竞争力和吸引力，从生活周遭各种不健康的美食市场和电影广告就可知其一二，故实践健康生活方式并非容易，需要相当的实证理据、可受性、可用性和持久性，才能达成。

想想看，究竟有什么原因可以促使我们去选择要体验“新起点健康生活方式”，而改变旧有的生活习惯呢？以下几点供您思考：

1 怕早死、怕受苦：尤其是家族中已有人罹患非传染性疾病。我们“怕”是正确的，也是一个好动机。预防胜于治疗，当我们见到家族中某人患癌症后的痛苦经历或中风以致瘫痪的难过，确实令人心痛、畏惧，那些病痛的确可怕，也因此催促着我们改变生活习惯。

[2]得解放、享自由：慢性病久缠，往往使人身心疲惫，希望一改生活习惯，不再被慢性病困扰，而享受健康的自由。

[3]享受另类生活的乐趣：天然饮食、运动、充足睡眠、信靠造物主等等生活方式，是另类的选择，其中的乐趣，惟有曾深入比作较的人才能体现了解，例如：当经过一段放纵饮食、大吃大喝的日子之后，重新选择简单天然多蔬果的饮食，前后比较自己的身心感受；当不眠不休的工作、打游戏机或追电影剧集之后，安静饱睡一天的身心前后的感觉；还有当学会信靠造物主，懂得放下担子，不忧虑、不恐惧，因信靠而内心平安的感觉，实在是值得去学习和经历。

亲爱的读者，若您注重健康，请勿错失良机，亲身体验NEWSTART® 全新的起点，经验健康的生活方式。研究证明，“新起点健康生活方式”会使您长寿，比起一般人，您可以多活十年有品质的生活。当您体验过后，不单自己享受健康生活，更会协助家庭成员一起实践，亦成为新起点健康生活“大使”，成为见证者、分享者，推广给更多的人。

专文推荐

新起点改善不健康的生活形态

章约翰／自然医学博士
中国厦门美华健康中心院长
专业领域：生活形态医学、自然医学、运动医学、预防医学

本人自2000年起担任台北台安医院健康发展部主任，至2008年担任厦门美华健康中心院长迄今，从事健康服务领域工作十余年间，深刻感受医药虽然发达，研发了许多治疗重症疾病的药剂，然而医药的发展似乎却赶不上疾病上升突变的速度，尤其是现代人生活条件优渥，吃好喝好，缺乏运动，又加上各种生活及职业压力，使得各样疾病纷纷上身！究竟身体这么容易发生问题的原因为何？其实最大的原因就是不健康的生活形态所造成，缺少正确的健康生活方式，使得疾病比例不断攀高。

针对这些疾病的改善方式，本人极力推荐读者可以学习“NEWSTART®新起点健康生活形态课程”，并且可以在本书中进一步获得全面性的健康知识解说。美华健康中心亦于2009年引进美国加州威玛学院健康与教育学院举办数十年的“NEWSTART®新起点健康生活形态课程”，有效帮助民众改善慢性病，更预防其他慢性病的发生。

藉由“NEWSTART®新起点健康生活形态课程”提供参加者“系统化健康课程学习”、“组织化健康活动体验”、“临床化检验诊断评估”、“医学化课程教材学习”，以及身体检查、健康课程、心灵舒解、按摩水疗体验、户内外运动、烹饪课程等活动，并且提供天然健康饮食，帮助参加者预防癌症、强化身体的免疫系统、反转糖尿病、改善高血脂及高血压疾病、降低心脏病发的风险、控制体重、减肥、改善骨质疏松、防治过敏、舒缓关节炎、风湿痛、调适压力和失眠、体验安全适量运动的益处、学会烹调健康食物，建立正确的健康生活方式，让您不只获得全面性的健康知识，更能养成良好的生活方式及饮食习惯。

除此之外，还要提醒大家，健康生活一定要维持搭配均衡的营养、适当运动、吸收大自然元素，阳光、水、清新空气、并且有节制均衡观念、充足休息、身心放松之全方位健康身心原则，将更有效率帮助您开始迈向健康之路。如此全方位的健康生活方式，不但可以延缓及预防慢性病的发生，并促进生命健康与生活质量。当您愈来愈健康时，不要忘记发挥一己之力，关怀周遭的亲朋好友并分享这份健康观念，让大家的身心灵更美好，生活更健康！

出版序

帮助中国人民健康的成功关键

台湾时兆出版社发行人／周英弼

说到新起点健康生活原则，过去一直以来常被误解成是西方的另类民俗疗法，尤其在重视美食文化的华人社会，其饮食原则更不容易被广泛接受；即使是对健康最重视的医疗机构，也有不少专业医护人员挑战新起点的实施原则，其原因不外乎就是NEWSTART®一直没有一套完整的文献立论基础。

在台湾，由基督复临安息日会和台安医院共同推广实施超过20年的新起点生活计划，能帮助上万名曾经饱受身心煎熬的民众，反转慢性病危害的成功关键就在于“观念对了！”随着讯息的传递，越来越多的中国人民开始实施新起点健康生活原则，这都在证明回归创造主为我们所设立的生活准则，才是带领人类健康及生活质量的重要契机。

此次在基督复临安息日会台安医院及港安医院的连手努力下，终于完成了第一部具有立论基础的新起点生活计划指引文献，也让世人得以一窥《国家地理杂志》揭开美国罗马林达长寿村的百岁秘诀。

感谢参与这本书编撰的所有专业医护人员及牧者，相信这是按着创造主的美意帮助中国人民回归健康真理的一本好书。新起点系列食谱也已经出版，坐而言更要起于行，让新起点生活计划帮助你和身边的人一起提升生活质量，创造不生病、健康长寿的美好人生。

前言

台北台安医院推动健康促进的理念

台北台安医院院长／黄晖庭

追求全人类健康是1948年世界卫生组织（WHO）宪章之“健康”定义，也是全球公民的共同目标。

加拿大政府1974年提出“健康领域概念”，指出影响健康的四大要素，并制定拉隆德报告（Lalonde Report），大力推动“健康促进”（Healthy Promotion, HP）。1977年第三十届世界卫生大会决议，各国政府与世界卫生组织未来数十年之主要社会目标，是在2000年之前，所有人民达到——能过社会上与经济上具生产力生活的健康水准（HFA 2000）。

1978年，更提出了阿拉木图宣言（Declaration of Alma-Ata）：全民健康（Healthy For All, HFA）的目标是社会正义精神之一部分，而基层健康照护（Primary Health Care）是达成此一目标之关键。1979年，美国卫生总署的报告（Surgeon General's Report）第一次以“健康促进与疾病预防”（Healthy Promotion and Disease Prevention）为主题，指出50%死亡是由于不健康的生活形态。

1986年世界卫生组织在加拿大渥太华召开第一届国际健康促进会议，签署“渥太华健康促进宪章”（Ottawa Charter for Health Promotion），更跨出医疗卫生体系，着眼于从全社区的角度促进健康，并且提出五大工作纲领：1是订定健康促进政策、2是创造支持性环境、3是加强社区功能、4是教导个人技巧、5是改变医疗照护的定位。

健康促进主要针对三个族群：病人及其家属、员工及其家属以及社区，落实渥太华健康促进宪章五大工作纲领。有品质的健康照护是健康促进重要的策略之一，1对于病人及其家属：我们必须重视安全、建立实证及背景文化不同的考量，健康促进不只是一项活动，必须搜集资料整理分析建立实证，相互之间的学习观摩也很重要。健康促进是开放式观念，每家健康照护机构可以有自己的创意，以提供别人学习的机会。

2对员工及其家属：我们必须建立职场安全，减低职场压力，支持性环境的建立非常重要，并且需重视员工老化所衍生的问题。3对于社区：必须强化公共卫生之功能，营造健康社区，加强与社区联系，成为健康社会以及健康国家。

在21世纪，我们正面临不断的挑战，因为慢性疾病的“流行病学”、老龄化社会和气候变化，使我们必须从整体照护民众转移到对环境持续发展的关注。“健康促进”是一门科学和艺术，帮助人们改变生活方式，让他们保持最佳的健康状态，可以通过各种方法，提高认识，改变行为并创建环境的组合，加速生活方式改变。

2020年非传染性疾病以及人口的快速老化，将成为全球医疗卫生领域的负担，特别在发展中国家其非传染性疾病约占43%。在促进老人的健康，发病的压缩已是一个重要的问题与政策，所以生活方式的变化与健康检查是健康促进重要的课题。健康促进是针对病人及其家属、社区创造全民健康的理念，让所有医疗产业的各个机构均能重视这个议题，并通过各机构的政策、组织架构以及承诺来宣导健康的重要性，教导民众健康的技巧，并且提供一个支持性的环境，经由持续的合作来完成全人健康的目标。

从现代医学来看癌症及慢性疾病的增加趋势，坚持预防重于治疗绝不是口号而已，完全是基于医学的理念与使命，因为健康促进、预防保健才是真正解决慢性疾病及提供高附加价值的医疗，现代的文明病不能只依赖药品及高科技，应积极促进健康的生活及健康社区的营造，这是台安医院不变的核心价值。

健康促进也是一个永无止尽的议题，有许多的目标仍待我们的加速努力与推动，而且从改变“意念”、教导“知识”、传授“技巧”到国际网络的经验“交流”，仍是一条漫长的路。我们知道健康不只是关心社区，职场的健康同样存在许多问题，包括员工的物理性伤害及心理上的健康，目前都未能获得社会的普遍重视。健康的不对等也仍然存在，包括性别、阶层，以及地理环境的差异性，导致医疗资源的取得不平均、尚未达到全民健康，这是我们未来努力的方向。

台安医院非常了解健康促进的重要，我们强调身心灵的健康，以投入更多的资源，并且超越只是应付医院评鉴以及健保政策的思维，从一个医疗照护者的宏观面来努力，创造民众就医的价值以及重新定义健康的意义。未来的重点是加强与政府部门之对话，配合政府提倡有益大众健康的公共政策，将医疗资源导向疾病预防，解决医疗资源不足的问题。实证医学的建立也是刻不容缓的问题，可以唤起医疗从业人员对健康促进的认知以及重视。这需要我们通过与教育、研究及学术机构的密切合作以及与医院之间的经验分享来完成。健康促进如果今天不做，明天必然后悔！

台安医院的愿景是提供全人照护，所以我们主张谦卑的服务精神、疼惜病人、重视身心灵的健康、推动健康促进与预防医学，以及强调医人不能只是医病而已，因为我们相信爱心、热心胜于药品及科技。回顾70年代台湾经济起飞带动医疗环境的改变，各个财团纷纷投入资源扩充医疗硬体设备，却忽视医疗的核心价值，只重视财务的绩效，造成医院财团化、连锁化，以及速食化的生态，从此进入医界的战国时代，也导致今日健保政策财务方面的窘境。

台安医院50年来一直没有忘记预防与疗养的重要性，所以开始有保健卫教的使命工作，例如：减重班、清新戒烟班、糖尿病卫教班，这些已有20～30年之历史，并持续至今。虽然国家医疗卫生政策也在近10年才开始重视保健疗育，但台安医院有其前瞻性的看法与使命，就算这些工作对一个医院财务的盈注并无实质上的帮助，但这仍是我们所一直坚持的使命。我们在1997年推展新起点（NEWSTART®）健康生活计划，是由八个健康生活原则组成：Nutrition（均衡营养）、Exercise（持久运动）、Water（充分饮水）、Sunlight（适度阳光）、Temperance（节制生活）、Air（清新空气）、Rest（身心休息）、Trust（信靠），希望藉由生活的教导，改善国人日益严重的健康问题，减少癌症、脑血管疾病、心脏病、糖尿病等非传染性疾病，同时也可以减低医疗资源的浪费。

1 NEWSTART®是一种健康形态

观念对了，获得健康好轻松！

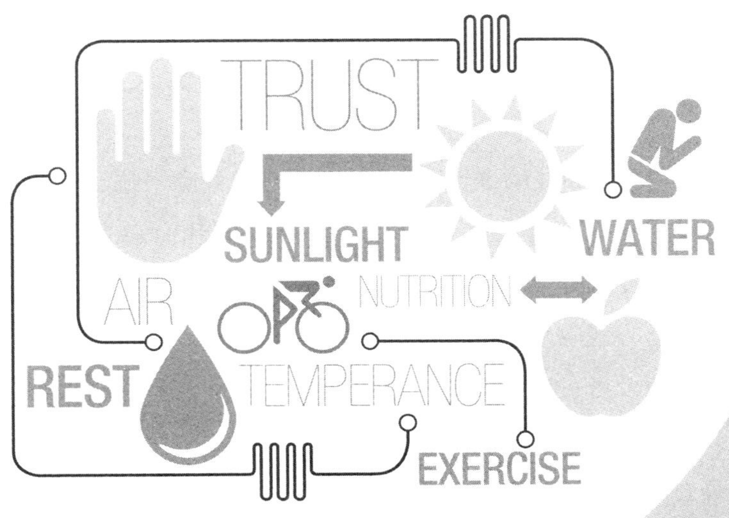

源自美国加州“威玛学院”理论与精神

台北台安医院家庭医学科主治医师／翁珮瑄

“我要使他足享长寿，将我的救恩显明给他。”（诗篇91：16）健康长寿的生活，是人人都渴望的。有句话说得好：“健康好比数字里的‘1’，而身外之物的财富、权势、地位是数字里的‘0’；有了1，后面的0越多，就越富有。反之，没有1，则一切皆无。这道理人人明白，但人们常是用尽心力去追求‘0’，却把最根本的‘1’视作是理所当然。”

拜医药科技的进步，现代人的寿命已经愈来愈延长。然而，各种退化性疾病也随年龄而增加，伴随老化而来的失智症和失能，更使长期照护的需求更加迫切。另一方面，因不良生活形态、西方式的饮食导致的文明病也迅速增加，肥胖、高血压、糖尿病及各种癌症的发生年龄都有愈来愈年轻化的趋势。还有其他许多人，虽然还没有罹患医学所定义的疾病，但由于长期身心的过度透支，处于“亚健康”的状态，深受慢性疲劳及种种身心不适的困扰。

然而，以疾病为导向的现代医疗，往往只能在病人发病后再给予药物或手术治疗，对于慢性病大多也只能以长期服药来缓解症状及降低并发症出现的机率，无法完全治愈。害怕失去健康的强烈恐惧，使许多人花了大笔金钱购买各式各样的保健食品，期待只要服用灵丹妙药就能让自己青春永驻，远离病痛，但实际上却是舍本逐末的行为。

有办法在疾病发生前采取预防吗？究竟要如何才能长命百岁，又活得健康、有活力、有尊严呢？

2005 年 11 月号《国家地理杂志》发表一篇〈揭开百岁人瑞长寿秘诀〉的文章，为了一探长寿的秘密，一群人口学家、医学科学家和新闻工作者，长途跋涉来到全球最健康的三个地区。内文报导了这三大长寿族群：日本冲绳岛（Okinawa）、意大利萨丁尼亚岛（Sardinia）和美国南加州罗马林达市（Loma Linda）的居民，而其中罗马林达市的居民大多为基督复临安息日会（Seventh-day Adventist Church，简称复临教会）的信徒。虽然这三个地区分属不同的地理位置与人种，但仍有一些共同的特性：他们吃大量蔬果和全谷类食物、重视家庭、有积极的人生观、与外界保持良好的社会互动。尤其是罗马林达市的复临信徒过着以圣经为信仰基础的单纯生活，每周守安息日，使他们虽身处高压的现代社会里，身心灵仍能得到安歇与平安。

追溯复临教会对健康信念的起源，早在19世纪末，当时营养学还没有具体成型的概念，甚至连医学界都还不知道抽烟有害健康时，复临教会的怀爱伦师母（Ellen G. White，1827-1915）便从圣经上领受了关于健康的自然律。怀师母提出：若要维护健康，饮食应当以五谷、蔬菜、水果、坚果等为主，这是创造主为人类所预备的最好食物。过多动物性食物对人体会造成负担和伤害，餐桌上宜避免丰腻、过度加工的精制食物。以最自然最简单的方法烹调，尽可能保持食材的自然本色，便是最有益最养生的食物，可以使人远离疾病、保持身心清爽有活力、头脑敏锐。

怀师母也提到了节制身心的观念：晚餐宜少吃，宜避免两餐间的点心以减少肠胃负担，应当避免酗酒抽烟、减少咖啡因等会刺激情绪和肠胃的食物，以及强调运动和充分休息的重要性。这些简单清淡的饮食建议，与节制生活方式的提倡，对复临教会信徒们影响深远。

近数十年来，无数的科学研究都证实了这些观念的正确性。美国罗马林达大学于1976年起，针对34,192名加州复临教友的长期追踪研究（The Adventist Health Study 1）发现：与一般加州居民相比，男性复临教友平均多 7.3 年寿命（图 1），而女性教友平均多 4.4 年寿命（图 2）。其中，约有三成是全素食者，两

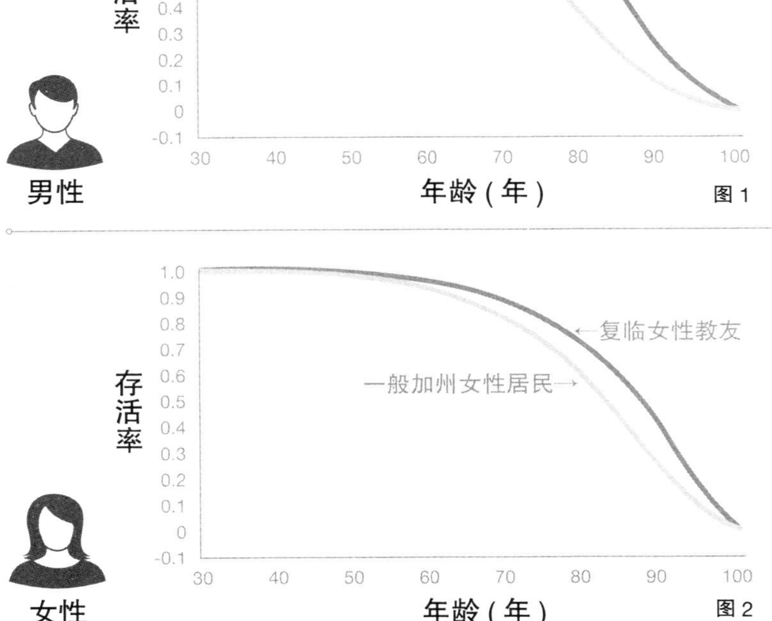

图 1.2： 1976 年针对 34,192 名加州复临教友的长期追踪研究：与一般加州居民相比，男性复临教友平均多了 7.3 年寿命（图 1），而女性教友平均多了年 4.4 寿命（图 2）（注 1）。

成是半素食者。有两成每周至少吃 5 次以上坚果，四成有规律运动的习惯（一周至少激烈运动三次以上，每次至少 15 分钟）。研究还发现：良好的生活习惯，如：规律运动、时常摄取坚果、全素食饮食、保持理想体重、不吸烟，单独任何一项都可增加约 1.5 ～ 2.5 年的平均寿命。尤其是选择遵守所有上述良好生活习惯的人，平均寿命不论男女都增加了大约十年[注1]。

第二波针对北美复临教友的研究于 2002 ～ 2006 年间进行（The Adventist Health Study 2），共包含 22,434 名男性及 38,469 名女性。这次研究更进一步发现：动物性蛋白质摄取愈多，愈容易肥胖（图 3），以及增加患糖尿病的风险（图 4）[注2]。遵行全素食（vegan）的人，比起奶蛋素（lacto-ovo-vegetarian）、吃鱼肉的半素食者（pesco-vegetarian），获得的健康效益更高；尤其是全素食者比起摄取一般饮食的人，得糖尿病的风险降低至少一半[注2]。复临教友不但罹患心肌梗塞的机率是一般美国人的一半[注3]，也较少罹患肺癌、直肠癌、卵巢癌和膀胱癌等多种恶性肿瘤[注4-6]。

另外，从对复临教友的研究中发现，素食者比起非素食者，罹患各种慢性病的机率也较低，例如：失智症、过敏疾病和退化性关节炎[注7-8]。医疗记录发现：这些素食者也比较少需要住

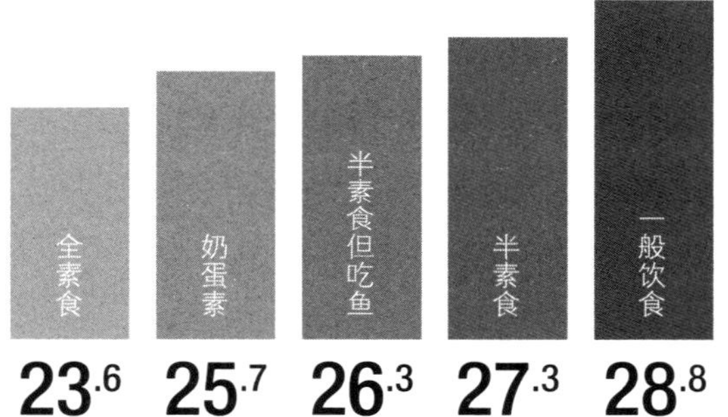

图 3

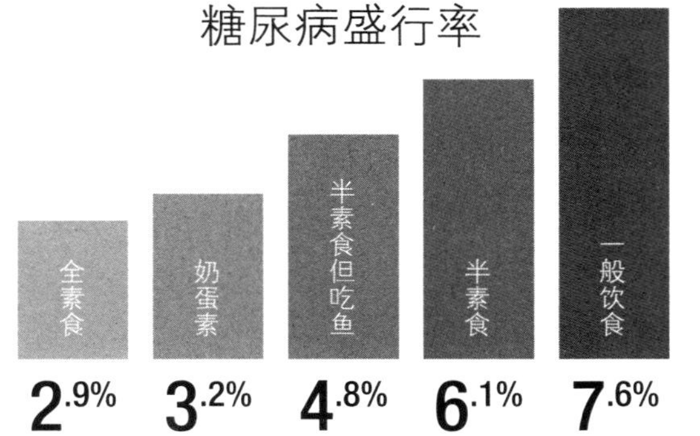

图 4

图 3.4： 2002 ~ 2006 年针对北美复临教会 22,434 名男性及 38,469 名女性的长期追踪研究发现：动物性蛋白质摄取愈多，愈容易肥胖（图 3），以及增加糖尿病风险（图 4）[注2]。

院、开刀或接受各种医疗检查，每日需固定服用的慢性病药物更比荤食者低于至少一半[注8]。

以上这些研究结果陆续发表在世界知名的医学期刊上，为生活形态调整的益处提供了强而有力的科学实证（图 1 ～ 6）。

冠状动脉心脏病比值
1倍
一般加州男性民众
0.59倍
男性复临
教会饮食
1倍
一般加州女性民众
0.49倍
女性复临
教会饮食

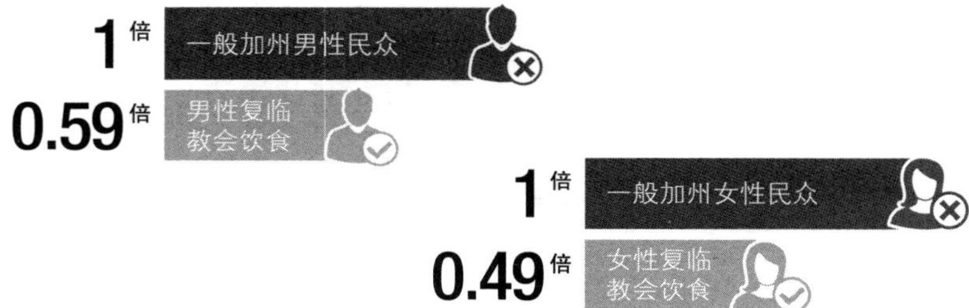

图 5：遵行复临教会健康原则的加州教友，比起邻近的加州居民，得到冠状动脉心脏病的机率减少了一半（注3）。

大肠癌比值
1.8倍
吃肉
1倍
不吃肉
1倍
少吃豆类
（每周一次或不吃）
0.53倍
常吃豆类
（每周超过 2 次）

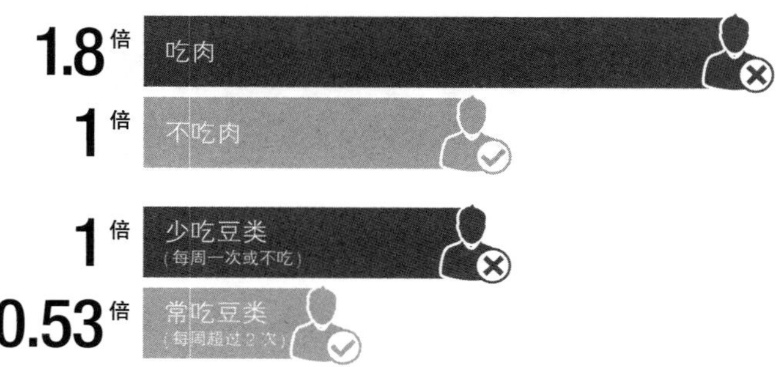

图 6：针对 32,051 名加州复临教友，追踪 6 年的研究显示：一周至少吃一次肉的加州居民，比起完全不吃肉的人，得大肠癌的机率为 1.8 倍；反之常吃豆类者可以降低一半以上得大肠癌的机率（注4）。

最令人振奋鼓舞的是：我们了解到罹患疾病并非单单取决于先天的遗传而只能听天由命，想要预防疾病迈向更健康的人生，也不需要依赖昂贵的医疗或化学药物，只要自己愿意在每天生活中选择良好的饮食和生活形态，就可以实际经历到这些明显的益处。

然而，要作根本的生活形态调整，一开始并不是件容易的事，需要观念的改变、专业人员的指导协助，以及良好环境的支持。为了提供一套完整的生活形态养成课程，威玛健康中心（Weimar Center of Health Institute）于 1978 年在美国加州成立，由经验丰富的医师、护理师、营养师、运动教练提供课程与个别指导，供应营养均衡高纤低油的全蔬食，举办实用的烹饪课程教导大家如何在家置备健康饮食，以及放松身心的水疗和舒压课程，使学员可以在优美的自然环境中，亲身体验这种崭新生活方式对身心带来的益处。目前大家所熟知的 NEWSTART® Lifestyle Program （新起点健康生活计划），就是由当时参加第一梯次的医师学员 Leo Van Dolsen 整合八项健康观念，取其英文字的第一个字母而成，包括： Nutrition（均衡营养）、Exercise（持久运动）、Water（充分饮水）、Sunlight（适度阳光）、Temperance（节制生活）、Air（清新空气）、Rest（身心休息）、Trust（信靠）。

威玛学院的 NEWSTART®（新起点课程）开办后，引起了极大的反响，许多人不远千里的赶去那里，为自己的健康寻求一个崭新的改变。统计发现：参加新起点课程学员的血压、血糖、胆固醇、体重显着下降，而服用的慢性病治疗药物的剂量愈来愈减少，许多苦恼的症状如关节炎、慢性疼痛等也有所改善，生活品质表也显示学员感到更有活力。在课程结束后长达两年的追踪，发现仍有至少一半的学员能继续享有由生活形态改变带来的益处。

台安医院透过威玛健康中心的专业指导暨授权，在台湾台北和南投举办国际性的"新起点健康生活计划"；并在 1997 年在南投县鱼池乡成立"新起点健康教育中心"，已帮助数千人重获健康及慢性疾病之改善。健康，不必远求!

参考资料

1. Fraser GE, Shavlik DJ: Ten years of life: Is it a matter of choice? Arch Intern Med 2001; 161(13): 1645–52.
2. Type of vegetarian diet, body weight, and prevalence of type 2 diabetes. Diabetes Care. 2009; 32(5): 791–6. Epub 2009 Apr 7.
3. A comparison of first event coronary heart disease rates in two contrasting California populations. J Nutr Health Aging 2005; 9(1): 53–8.
4. Dietary risk factors for colon cancer in a low–risk population. Am J Epidemiol. 1998; 148(8): 761–74.
5. Dietary risk factors for ovarian cancer: the Adventist Health Study (United States). Cancer Causes Control. 2006; 17(2): 137–46.
6. Smith–Warner SA, Spiegelman D, Yaun SS, et al.: Fruits, vegetables and lung cancer: a pooled analysis of cohort studies. Int J Cancer 2003; 107(6): 1001–11.
7. Giem P, Beeson WL, Fraser GE: The incidence of dementia and intake of animal products: preliminary findings from the Adventist Health Study. Neuroepidemiology 1993; 12(1): 28–36.
8. Knutsen SF: Lifestyle and the use of health services. Am J Clin Nutr 1994; 59(5 Suppl): 1171S–1175S.

台北台安医院新起点健康生活计划实证

台北台安医院健康事业发展部专员／萧若妍

近年来，随着科技及医疗的进步，逐渐形成高龄化的社会结构，平均寿命延长，人类死亡因素由传染病转向与不健康行为和生活形态相关的慢性疾病，因此世界各主要经济国家耗费于慢性疾病的支出成本也逐年上升。慢性病带来的风暴除了造成人类的死亡之外，甚至影响国家的医疗资源成本，若无法有效抑制，更可能拖垮整个国家的社会经济，因此疾病预防与健康生活的倡导在近数十年之间日渐盛行。

NEWSTART® 新起点健康生活计划自 2005～2011 年于南投鱼池“新起点健康教育中心”举办期间，共有 1347 人报名，其中 654 人参加 6 天班健康生活计划，694 人参加 13 天班，之后采集学员新陈代谢相关生化数据，结果以配对样本检测进行分析，其结论如图 1 ～ 4 所示（第 38 ～ 39 页）。

6 天班成效

统计 2005 ～ 2011 年参与六天班民众的数值，共 654 人，结果显示参与 6 天班的学员，在腰围、体重、三酸甘油酯、总胆固醇、低密度胆固醇方面皆有明显的改善（p<0.001），达显着差异。

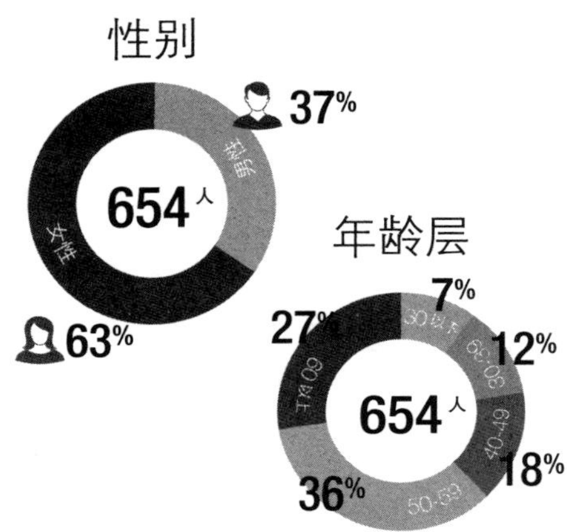

图 1：参与 6 天班学员的基本特性

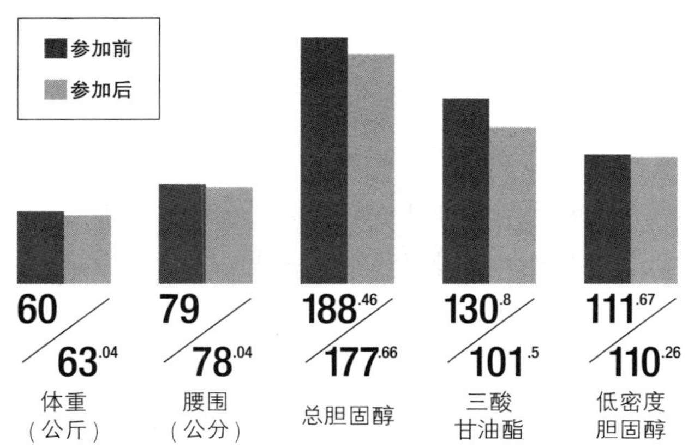

图 2：2005 ~ 2011 年参与 6 天班前后学员的各项数值统计

13 天班成效

参与 13 天班的学员共 694 人，在腰围、体重、尿酸、总胆固醇、三酸甘油酯、血糖、总胆固醇、低密度胆固醇方面皆有显着的改善（p<0.001）。显示长期正确生活形态的维持更能降低血糖等较多危险因子，以达到身心健康的境界。

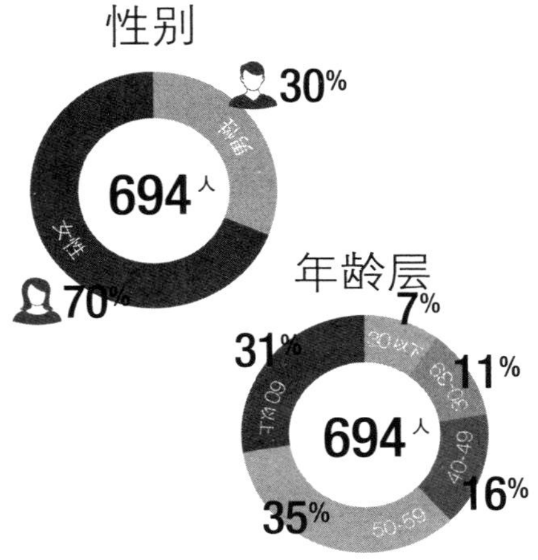

图 3：参与 13 天班学员的基本特性

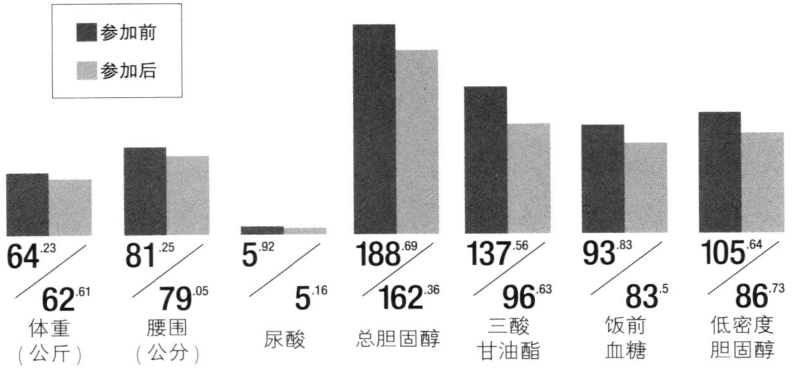

图 4：参与 13 天班前后学员的各项数值统计

以全素健康饮食为基准的健康生活计划，搭配Nutrition（均衡营养）、Exercise（持久运动）、Water（充分饮水）、Sunlight（适度阳光）、Temperance（节制生活）、Air（清新空气）、Rest（身心休息）、Trust（信靠）八大健康生活原则，透过身体力行实践正确的生活形态，能改善体内引发疾病的危险因子。本院的NEWSTART® 新起点健康生活计划，教导正确的观念，并训练专业的人员从旁指导协助，以及提供良好的环境，已帮助数千人重获健康及缓解了慢性疾病症状，我们也当秉持医院的使命：照顾全人类的生活，继续创造健康促进的奇迹。

2 为什么 NEWSTART®一定要成为我们的生活方式？

观念对了，获得健康好轻松！

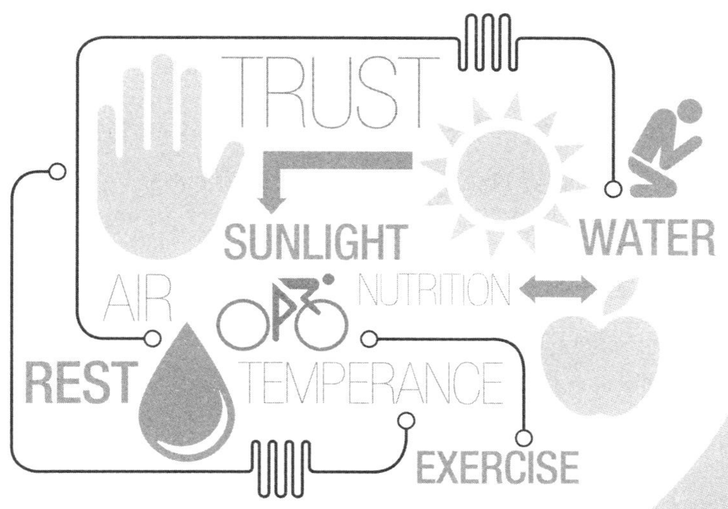

糖尿病的威胁与迫害

台北台安医院内科暨教学研究部主任／黄启熏

经由流行病学的调查，罹患糖尿病的病人逐年增加，根据国际糖尿病联盟（International Diabetes Federation, IDF）的统计，在 2011 年全世界 20 ～ 79 岁的 44 亿多成年人口中，就有 3 亿 6 千 6 百万人是糖尿病患者，同时估计至 2030 年时全世界糖尿病的盛行率是 9.9%，而台湾所属的西太平洋区由于人口众多，糖尿病患者亦最多，大约有 1 亿 3 千 1 百多万人；至于台湾地区从全民健保的资料中可知在 1999 年时糖尿病人口为 73 万人，2004 年已增加至 114 万人，盛行率大约为 6.8%。

可是在 2011 年 IDF 之估计，则台湾地区约有 166 万糖尿病患者，其盛行率约为 8.3%。同时大家也可由台湾卫生署每年公布的国人十大死因的统计报告中发现：去年台湾地区因糖尿病而死亡的案例已高居排行榜的第 4 名，几乎每 58 分钟就有 1 人因糖尿病而死亡；尤其第 2 型糖尿病大都是由不当的饮食习惯所引起，因此让 NEWSTART®（新起点）成为我们健康的生活方式，是绝对必要的！

Q1 吃糖就会得糖尿病?

简单来说，糖尿病是一种体内无法产生足够的胰岛素或无法有效的运用胰岛素的慢性情况。因此，一位糖尿病患者不能够适当的吸收葡萄糖，以致于葡萄糖继续停留在血液中，而这种高血糖的状态经由长时间的累积而持续破坏体内各个组织器官，终于导致微小血管病变以及大血管等病变而威胁到生命安全，故基本上它是一种持续进行且恶化的慢性疾病。

是否罹患糖尿病和吃甜食多少没有必然的关系。糖尿病与多种因素有关，如遗传、肥胖、自身免疫力缺陷等，而并非由甜食引起。不过，饮食结构应该讲究均衡，吃过多的甜食也并不好。原则上，衡量摄入糖分的多少与否，要根据一个人摄入的总热量来衡量，而不是单指吃了多少甜食。一般来说，只要摄入的糖的比例不超过总热量的 10%，就不会那么容易患上糖尿病。

Q2 糖尿病有哪些类型?

糖尿病大致上可分为4类，包括第1型、第2型、其他型糖尿病及妊娠型糖尿病等；但主要仍以第1型及第2型糖尿病为主，而这两种是有些差别的。如第1型糖尿病患者大致上在30岁前就发病，其致病原因主要是由于胰脏的 β 细胞遭到破坏，会有绝对胰岛素缺乏的情形，临床上较常见多喝、多尿、体重减轻之症状与自体免疫机转较有相关，只能使用胰岛素治疗。

但第2型糖尿病患者常发病于40岁以后，尤其以肥胖族群较易得病；其发生的原因较多，包括胰岛素阻抗、胰岛素分泌减少、肠泌素效果降低、脂肪分解的增加等，与自体免疫的相关性较少，而治疗原则为改变生活形态、口服降血糖药物或胰岛素注射等。在国内的糖尿病患者几乎95%都属于此型。可是由于环境变迁，饮食习惯西方化，国内孩童及青少年肥胖的比率逐年增加，第2型糖尿病学童的发生率也愈来愈高，这是必须特别注意的课题。

Q3 如何得知是否罹患糖尿病?

对于未怀孕亦无贫血的一般成年人，其诊断标准有4项:

1 有明显的临床症状（多喝、多尿、体重减轻），且随机检测的血浆葡萄糖大于200mg/dl，即可诊断为糖尿病。
2 糖化血色素≧ 6.5%。
3 空腹8小时的血浆葡萄糖≧ 126 mg/dl。
4 口服葡萄糖耐受试验，第2小时的血浆葡萄糖≧ 200 mg/dl。

如果没有明显的临床症状，且随机血浆葡萄糖也没有超过≧200 mg/dl，则第2、3、4项应重复检测，两次数据均符合才可诊断为糖尿病。否则不正常的血浆葡萄糖值只可列为罹患糖尿病高危险群，如葡萄糖失耐症或空腹血糖偏高症。

Q4 哪些族群较容易罹患糖尿病?

有专家学者早就提出了糖胖症（diabesity）是由糖尿病（diabetes）和肥胖（obesity）所组成的名词，也从种种研究中证实了糖尿病的发生与肥胖确实有非常密切之关系。因此肥胖者必须定期作血糖之筛检，另外一等亲人罹患糖尿病、生出 4 公斤以上婴儿之妇女、曾诊断为妊娠型糖尿病、高血压患者、多发性囊泡卵巢症之妇女、曾得过心血管疾病、葡萄糖失耐症等族群，都应定期作糖尿病之血糖筛检。

Q5 如何预防糖尿病?

第 1 型糖尿病在目前是无法预防的，其治疗方法唯有使用胰岛素；可是对于那些糖尿病的高危险群或葡萄糖耐受异常（Impaired Glucose Tolerance, IGT）者，却可经由适当之指导以预防演变成糖尿病，例如：有些前瞻性的研究皆是以葡萄糖失耐的病人作为研究对象，来进行生活形态治疗以探讨成果，结果显示生活形态之改善，可以预防或是延缓糖尿病之发生率高达58%。因此，不管是美国糖尿病学会、欧洲糖尿病研究联盟或是国内糖尿病学会，对于糖尿病患者之临床照护指引，首先介入的都是以健康生活形态的饮食和运动来指导病人，其次才谈到药物。

Q6 NEWSTART® 的健康生活计划能预防糖尿病吗?

台安医院于10多年前就由美国威玛学院引进NEWSTART® 八项健康生活原则，以期预防各种慢性疾病的发生。自从1997年以后，在美国有超过20个以上的健康推广中心推行此计划，亦曾发表过700多位糖尿病患者在接受了14～21天的NEWSTART® 生活形态改变计划后，大约有1/3左右的病患在不需要药物的情况下，仍可以保有良好的血糖控制。

台安医院在2005年实际进行了此NEWSTART® 研究计划，以观察一般饮食疗法及新起点饮食原则对于糖尿病患者的影响。在此次的计划中一共有60位糖尿病病人，随机分成2组，每组各有30人，在进行研究计划前都先给予饮食营养卫教4天，其中一组的病患（对照组）继续遵照营养师的建议自行控制营养的摄取及从事运动，另一组的 30 位病患（实验组）进入鱼池乡新起点健康教育中心，从事 14 天的新起点生活形态改善计划。同时这两组的所有病患都必须接受 3 次的抽血检查，包含 1. 计划进行前；2. 计划进行 14 天后；3. 完成计划后 2 个月时。至于检查的项目有饭前血糖、饭后血糖、总胆固醇、三酸甘油脂、高密度脂蛋白胆固醇（HDL）、低密度脂蛋白胆固醇（HDL）、身体质量指数（BMI）等项目；接受 NEWSTART 计划实验组的 30 位病人平均年龄为 55.2 岁，男性占 19%、女性占 81%，至于对照组患者平均年龄为 56.2 岁，男性为 53%、女性占 47%，最后的结果显示，如下:

1 **对照组**：除了饭前血糖由 146.1mg/dl 降至 139.9mg/dl，在统计学上有意义外，其他各项数据的变化皆无意义，同时 2 个月后所有的检查项目的数值均再度上 升。

2 **实验组**：饭前血糖、饭后血糖、总胆固醇、三酸甘油脂、高密度脂蛋白胆固醇、低密度脂蛋白胆固醇的检测数值都有明显的降低，在统计学上每一项数据的变化都是有意义的（请见图 3）。

NEWSTART® 研究计划对象基本特性

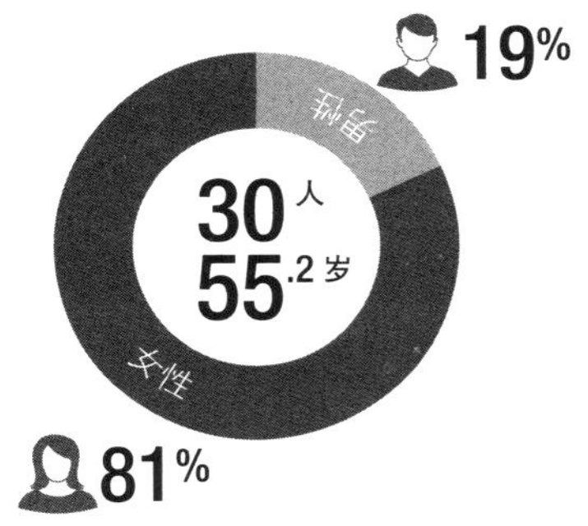

图 1：接受 NEWSTART® 计划的实验组

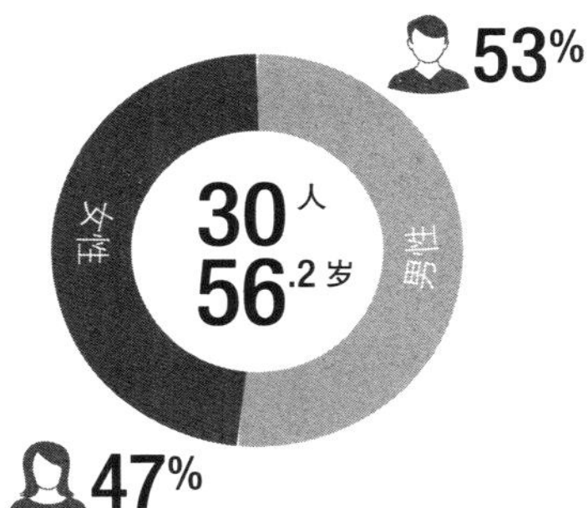

图 2：继续遵照营养师的建议自行控制营养的对照组

代谢生化数据改变

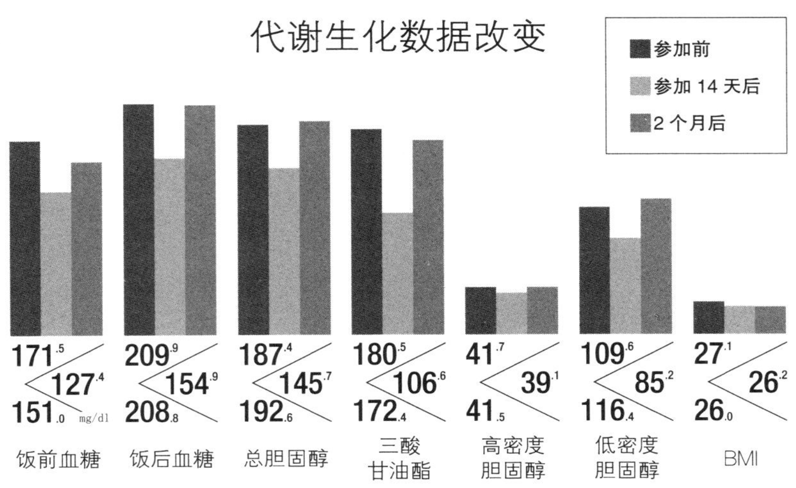

图 3：实验组的各项检测数值

但计划结束后 2 个月再度抽血结果却显示：饭前血糖、饭后血糖、总胆固醇、高密度脂蛋白胆固醇、低密度脂蛋白胆固醇、三酸甘油脂及 BMI 数值，与对照组的情形相同，只要未持续 NEWSTART® 新起点八大生活原则，每项检查都是再度呈现上升之趋势（请见图 3）。

但是有一位 50 多岁的妇女却是持续着新起点饮食、运动等养生原则，至今已有 6 年多左右，每 3 ～ 4 个月继续在本院新陈代谢科回诊追踪，也没有使用药物治疗，其糖化血色素仍能持续维持在 6.0% ～ 6.5% 之间。

由此可见，虽然同样是经由营养师指导给予每日热量摄取之限制，但是仍以新起点饮食原则有较好之成果；然而，一旦停止了此项养生原则之建议，则血糖的控制又会逐渐再度恶化。因此，我们认为糖尿病患者若能持续地执行新起点计划，除了能够有效地改善血糖值，亦能避免一些慢性微小血管的病变；如果是糖尿病高危险群的话，则可延缓甚至不会演变成糖尿病患者。

肥胖与减重的重要

台北台安医院家庭医学科暨社区医学部主任／罗佳琳

单单从外观很难客观判定一个人的体重标准与否，因此医学界普遍用身体质量指数（Body Mass Index，简写为 BMI）作为判定的基准。因为人种不同，各国的 BMI 值标准也随之有不同的标准，但原则上是以最有利于健康及寿命的数值为界定基准。在台湾，行政院卫生福利部于 2002 年 4 月公布台湾成人肥胖标准：18.5 ≦ BMI ＜ 24 为正常体重。以国人的状况发现 BMI 超过 24 的族群其代谢症候群的比例便上升，体重过轻则易有骨质疏松的问题。

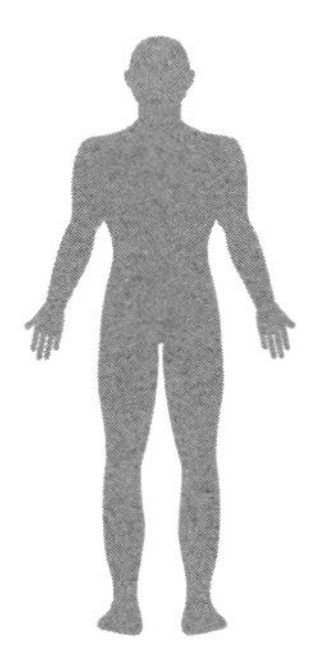

BMI = 体重 / 身高^2

身体质量指数　（公斤 kg）　（公尺 m）

成人的体重分级与标准

分级	身体质量指数
体重过轻	BMI < 18.5
正常范围	18.5 ≦ BMI < 24
过重	24 ≦ BMI < 27
轻度肥胖	27 ≦ BMI < 30
中度肥胖	30 ≦ BMI < 35
重度肥胖	BMI ≧ 35

Q1 你是隐性肥胖吗？

当 BMI 在正常范围时，仍有些人的体脂率偏高，脂肪囤积在内脏者称之为隐性肥胖。隐性肥胖的问题在于当内脏脂肪过多时，易产生高血压、高血脂、心血管疾病、动脉硬化等问题，因此，若 BMI 正常，仍建议应测量体脂肪和内脏脂肪，以判定是否有体脂率过高的问题。

成人理想体脂率

理想体脂肪率			肥胖		
性别	< 30 岁	> 30 岁	轻度肥胖	中度肥胖	重度肥胖
男性	14%-20%	17%-23%	25%-30%	30%-35%	>35%
女性	17%-24%	20%-27%	30%-35%	35%-40%	>40%

Q2 一天需要多少热量才足够?

能量是不灭的，当进入身体的热量大于消耗的热量，其多余的必定留在身上造成肥胖，因此减重的不二法门就是要“开流节源”，因此了解自己的基础代谢率（Basic Metabolic Rate，简称 BMR）对于控制一天的热量摄取是很重要的。

当身体静止时为了维持身体基本生理功能仍需要消耗热量，因此基础代谢率是指一个人在静态的情况下，维持生命所需的最低热量消耗卡数。目前常用的计算公式如下:

哈里斯本笃方程

The Revised Harris-Benedict Equation

BMR 大卡 / 天 = [13.397 × 体重 公斤 kg] + [4.799 × 身高 公分 cm] - [5.677 × 年龄 年 year] + 88.362
BMR 大卡 / 天 = [9.247 × 体重 公斤 kg] + [3.098 × 身高 公分 cm] - [4.330 × 年龄 年 year] + 447.593

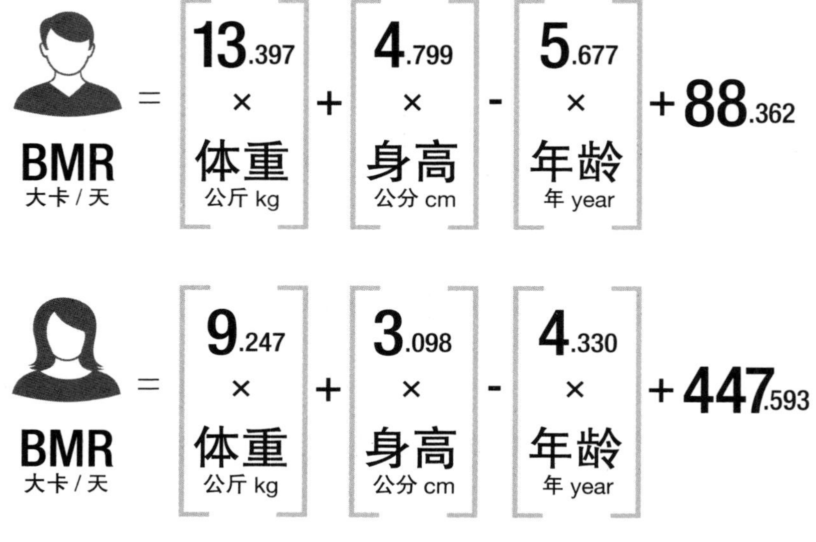

一天所需热量 = 基础代谢率 × 活动系数

静态活动：BMR × 1.2 很少或几乎没有运动，办公室工作者

轻度活动：BMR × 1.375 轻度运动，每周 1 ~ 3 天

中度活动：BMR × 1.55 中度运动，每周 3 ~ 5 天

重度活动：BMR × 1.725 重度运动，每周 6 ~ 7 天

极重度活动：BMR × 1.9 极重度运动或劳动，每天 2 次以上

Q3 吃得对才会瘦，“低 GI 饮食法”有用吗？

尝试减重的人会发现，虽然控制了热量摄取，有些时候仍然很难瘦下来，或是只要稍微吃多一些就发胖得很快，此时正确的饮食观念就非常重要了，瘦身者一定要了解“低 GI 饮食法”，这个方法不只能帮助减重，长期来说更可以避免罹患糖尿病等慢性病的风险。

升糖指数（GI 值，Glycemic Index）是指食物能导致血糖升高能力之高低，或是食物能引起血糖升高速度的快慢，当进食血糖系数高（高 GI）的食物后，血中胰岛素荷尔蒙快速增加。升糖指数的订定是以血糖升高相对于吃进葡萄糖时的比例，因为葡萄糖是最容易使血糖快速升高的成分，其 GI 值为 100。

胰岛素是胰脏中 β 细胞所分泌的重要内分泌荷尔蒙，有以下四种作用：

1 将血液中的血糖送入细胞中以作为能量使用。

2促进氨基酸合成蛋白质 。

3促进细胞中未利用之葡萄糖转化为脂肪酸，再合成为中性脂肪以利储存。

4促进脂肪细胞将脂肪酸合成为脂肪。

由此可知，当吃进升糖指数愈高的食物，体内的胰岛素便会升得愈高，进而增加脂肪的堆积。因此当摄取同样的热量，但选取升糖指数较低的食物内容时，脂肪便较不易合成，将来也比较不会因为胰岛素的过度使用而耗竭，可避免糖尿病的产生。

哪些是低 GI 的食物呢？最简单的大原则就是“选择看得到原来样子的食物”，也就是“吃食物而非食品”。举例来说，果汁与真正的水果相比，果汁不需咀嚼，进入肠胃中吸收的时间相对较短，其造成血糖升高的速度较快，因此 GI 值就比水果高；糙米因为有纤维外皮，相较于精白米需要有较多的时间消化，所以糙米的 GI 值就比白米高。

一般来说叶菜类、豆类及肉类的 GI 值较低，水果、五谷根茎类及糖类的 GI 值较高。低 GI 饮食可以帮助减轻体重、减少体脂肪、增加饱足感及降低糖尿病和心脏病发生率。但选取低 GI 食物的同时，仍需注意油脂含量及总热量，以免顾此失彼，造成减重的阻碍。

4 个选择低 GI 食物的判断重点

1 选择食物的原有形态。

2 选择需要咀嚼的食物。

3 选择较不甜的水果 / 食物。

4 选择纤维较多的食物。

Q4 NEWSTART® 饮食有利于减重吗？

NEWSTART® 饮食是以全谷类及植物性蛋白为主，纤维含量高，且无精制糖及精制油，充分符合低 GI 饮食的原则，非常适合需要人控制体重的人，也适合需要预防慢性疾病的人。

原则 1：一份均衡的早餐份量应占一天总热量的 1/3 甚至 1/2

俗语说："早餐要吃得像国王"，研究显示有吃早餐习惯者较不易产生肥胖及糖尿病的问题，学生吃早餐的学业表现也比未吃早餐者佳，但是糖分或油份太多的垃圾早餐，反而会影响脑部活动而使反应变慢，垃圾食物中的自由基也会引发血管的发炎反应。

原则 2：进食的时间与内容一样重要

餐与餐之间应相隔 5 ～ 6 小时，用餐时间应保持心情愉快缓慢地进食，每餐须至少花费 20 分钟。

原则 3：挑选新鲜水果或果干及全谷类作为营养来源，避免添加糖分的食物

GI 的食物可避免血糖快速上升，减少肥胖的机会。食物中的纤维可帮助降低大肠瘜肉、大肠癌、糖尿病、心血管疾病、胆囊疾病等发生的机率。

大部分的减重法只强调可快速减重，然而复胖与否才是成功的关键，通常体重减得愈快，复胖的机率愈高，减重时每周若能减 0.5 ～ 1 公斤为理想的速度，因此建议减重者把体重管理视为一生的健康管理，唯有建立健康正确的生活形态，才能真正确保维持良好的体重。

7 个体重管理的成功关键

1 进入身体的热量小于或等于消耗的热量。

2 早餐吃得饱又好。

3 晚餐吃得少。

4 避开精制或加工后的食物。

5 绝不吃零食。

6 规律的运动。

7 正面的自我形象。

对于健康的概念必须持续不停的加强及自我提醒，才能将体重管理深化为一种生活形态，因为保持理想的体重的确可减少各种慢性病的发生，也就大幅减少年老时失能的危险。体重理想者癌症的发生率也较低，因此体重控制应该是一件令人愉快的事情，减重时应该时时提醒自己减重后可获得的健康好处及身体形象，同时应常常正面肯定改变后的自己，以避免受朋友或家人的影响，否则减重效果必能维持长久。

更年期与代谢症候群

台北台安医院妇产科主治医师暨策略长／周辉政

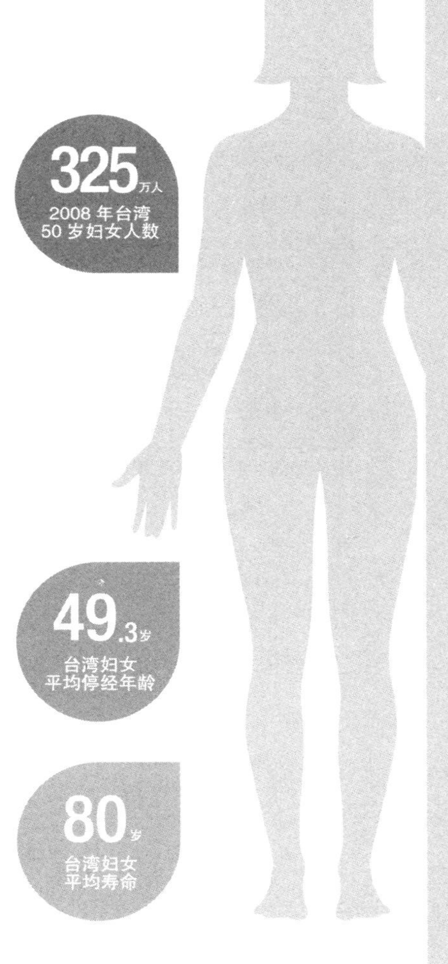

在台安医院妇产科的更年期门诊，每天都会遇到许多更年期的妇女问我："周医师，我最近的体重怎么忽然增加，全身好像吹气球一样"，有的说："我每天进食及运动的份量，都和以前差不多，但腰围一直增加，而且胆固醇的数值也不断上升。"诸如此类的问题，不胜枚举。可见代谢的问题，对更年期妇女的确造成很大的困扰。尤其常常听说，更年期以后代谢就变慢了，所以容易发胖，或是容易得到所谓的"代谢症候群"，这到底是怎么回事？

Q1 你更年期了吗?

女性生殖年龄的各个阶段

阶段	-5	-4	-3	-2	-1	+1		+2
专有名词	生殖年龄			停经转化期		停经后		
	早期	高峰期	晚期	早期	晚期 *	早期 *		晚期
				更年期		更年期		
该阶段时间长短	不定			不定		ⓐ 1年	ⓑ 4年	直到死亡
月经周期	不规则到规则	规则		月经不规律（和正常周期相差 7 天以上）	连续两个或两个以上的月经周期，或连续 60 天以上没有月经	没月经12个月	没有	
内分泌	FSH** 正常		FSH 增加	FSH 增加		FSH 增加		

资料来源：2001 年生殖年龄阶段工作坊，美国犹他州公园市。
* 最容易发生血管动力症状（热潮红、心悸、盗汗以及失眠）的时期。
**FSH：卵泡刺激素（Follicle-Stimulating Hormone）

说　　明：这个分期系统不适用于抽烟者、极端体重者（BMI<18 或 >30Kg/m2）、剧烈运动（每星期有氧运动超过 10 小时）、慢性月经不规则、子宫切除者、子宫异常（例如有子宫肌瘤）以及有卵巢异常者（例如有巧克力囊肿）。

❶ 停经

是指最后一次月经以后连续 12 个月没有月经，那个时间点就确定为停经。停经代表卵巢功能自然衰退，身体分泌的女性荷尔蒙降低。国人停经年龄平均在 49 ～ 50 岁，通常在 45 ～ 55 岁之间。

❷停经转化期

月经开始变得不规则，脑下垂体所分泌的滤泡刺激荷尔蒙升高，这个时期到最后一次月经为止。

❸停经后

分为两个阶段，早期和晚期。停经后的早期由最后一次月经开始往后 5 年，这一个时期荷尔蒙进一步减少到一个稳定的程度，骨质也会加速流失。

❹更年期

停经前后的一段时间，终止于最后一次月经以后的 12 个月。

通常一般所指的更年期是一个比较笼统的说法，通常包含停经前和停经后的一段时间，不像医学上这么精确划分。更年期妇女会面临一些生理上的变化，这些变化通常在 40 几岁以后出现，也有人比较早。这些症状和荷尔蒙快速下降以及荷尔蒙不稳定有关，包括：

[1]生育力下降。

2 月经改变：月经周期改变、经血量增加或减少、月经不规则。

3 热潮红、心悸。

4 睡眠障碍：失眠、不易入睡、睡眠品质变差。

5 精神症状：焦虑、忧郁、情绪不稳。

6 也有症状会在停经 1 ~ 2 年以后出现，这些症状和荷尔蒙缺乏比较有关。

7 会阴、阴道症状：会阴搔痒、阴道干燥、性交疼痛、萎缩性阴道炎。

8 性功能改变：性欲降低、性交疼痛。

9 尿道问题：频尿、尿失禁、更年期尿道炎。

10 皮肤问题：干燥、瘙痒、老化。

11 其他健康状态的改变：骨质疏松、退化性关节炎、体重增加、高血压、糖尿病、癌症或视力退化等。

Q2 更年期会带来什么影响?

有些症状，过去并不认为和更年期荷尔蒙缺乏有密切的关系，例如：关节和肌肉酸痛。但是最近一些临床观察，发现乳癌的病患用了抗女性荷尔蒙的化学药物以后，会出现关节和肌肉疼痛的症状，因此愈来愈多的临床观察指向许多更年期生理的症状，包括关节和肌肉的问题，都和荷尔蒙减少有关。

台湾人口是全世界老化最快速的国家之一，50岁以上妇女的人数在1992年时为174万左右，2008年增加到325万，也就是在16年间增加了87%。在2008年，台湾50岁以上妇女的人数占总人口数的14%或是占所有妇女人数的28.4%。台湾妇女的平均停经年龄为49.3岁，平均寿命已经将近80岁，也就是说她们的人生有1/3到1/2的生命，都是在停经以后。

更年期是一位女性一生当中生理变化最剧烈的时期之一，由于现代人的预期寿命愈来愈长，更应该做好健康规划，才能确保将来的健康状态。更年期重要的健康规划包括:

1 癌症的筛检

癌症是台湾地区十大死因的首位，许多癌症的发生率会随着年龄增加而升高，定期做癌症的筛检可以早期发现早期治疗。

2 慢性疾病的防治

许多慢性疾病在更年期以后会快速增加，例如：肥胖、代谢症候群、高血压、糖尿病、以及骨质疏松等，及早做健康规划和健康促进，可以减少这些疾病的发生，即使有这些疾病，也可以减轻其严重度以及减少并发症的发生。

3 减少失能

更年期以后，由于体能的衰退以及身体器官的老化，许多身体功能都在慢慢退化。这些老化所引起的疾病或是功能退化，虽然不会危害生命，却会影响自我独立生活的能力，影响生活品质。例如：白内障、关节炎、肌肉流失等等。

Q3 代谢症候群会威胁身体健康吗？

停经以后，慢性疾病的发生比率会显着增加，主要是年龄增长的因素，但是停经的生理变化，也扮演了重要的角色。例如：年轻妇女得冠状心脏疾病的风险远远低于同一年龄的男性，但是到了75岁左右，男女性发生冠心病的机率差不多一样。过去几年当中，代谢相关的慢性疾病，例如：脑血管病变、冠心病以及糖尿病，排在台湾十大死因除了恶性肿瘤之外的前几名，有将近1/4的死因与之相关。

我个人比较喜欢将代谢症候群称为“代谢不良症候群”。代谢症候群并（Metabolic Syndrome）不是一个特定的疾病，它所代表的意义是一群冠心病的危险因子，包括：血脂肪（三酸甘油脂）升高、血压上升、血糖浓度升高、比较容易发生血栓，以及一种准发炎的状况。罹患有代谢症候群的人有比较高的机率会罹患糖尿病和冠心病，死于冠心病的机率也会增加。

不同地区因为诊断标准、人种、年龄分布、性别分布，以及区域的不同，代谢症候群的发生率（见第68页图）也不相同。2005年台湾成人男性代谢症候群的盛行率为16.1%，女性为13.8%。但是女性到了更年期前后，代谢症候群的发生率就会快速增加，根据一份研究发现：40 ～ 64 岁的台湾女性有 24.2% 被诊断出代谢症候群，到了 65 岁以上，代谢症候群的机率就高达 51.8%。

台湾代谢症候群的诊断标准

项目	标准
腰围	男性 > 90 公分 女性 > 80 公分
血压	收缩压 > 130 mmHg， 或是舒张压 > 85 mmHg， 或是使用药物治疗高血压
高密度胆固醇（HDL）	男性 < 40 mg/dl 女性 < 50 mg/dl
空腹血糖	> 100 mg/dl 或是使用药物治疗高血糖
三酸甘油脂	> 150 mg/dl

罹患代谢症候群除了会增加冠心病、脑血管疾病或是糖尿病的机率之外，非酒精性脂肪肝的机率也会增加，而且非酒精性脂肪肝早就取代病毒性肝炎，成为台湾民众肝功能异常的首要原因。

Q4 NEWSTART® 能改善停经与代谢症候群的症状吗?

肥胖和过于静态的生活是造成代谢症候群最重要的原因，也就是说基本上代谢症候群是一种“生活形态病”，使用药物虽然可以改善一些指标的数值，但毕竟是治标，无法根治。因此生活形态的改善，是矫正代谢症候群代谢异常最首要的手段。令人惊讶的是：针对生活形态介入，对于更年期妇女代谢状况改善的研究极少。

台安医院基于健康与预防医学的理念，一直努力推广 NEWSTART® 新起点健康生活理念，并针对代谢异常的更年期妇女规划“代谢享瘦”的课程。统计发现八个星期的短期课程，可以改善代谢症候群五个指标中的四个。由于饮食控制的关系，高密度胆固醇在课程的初期会稍微下降，但是只要规律运动，2～3个月以后，高密度胆固醇就会逐渐回升。

除此之外，新起点相关的课程也可以改善体适能、胰岛素抗阻性、肝功能指数以及生活品质。规律和适量的运动对于更年期妇女特别重要，停经以后身体肌肉组织快速流失，不但造成代谢下降，脂肪堆积，在年纪更大时也会影响生活机能。对更年期妇女而言，利用新起点保健原则进行生活的规划，不但能活得更久，还能活得更健康、更有尊严。

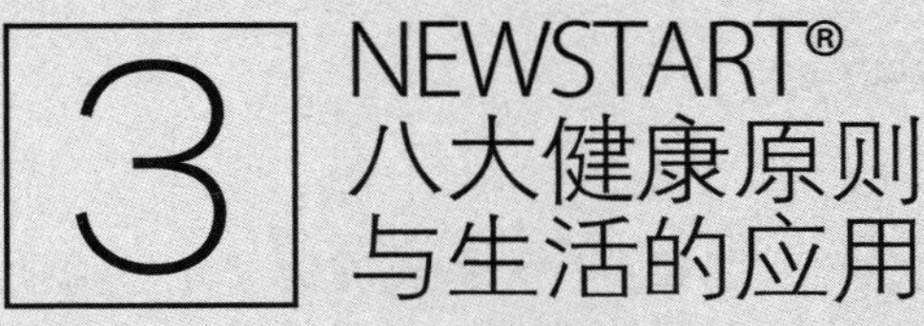

3 NEWSTART®八大健康原则与生活的应用

观念对了，获得健康好轻松！

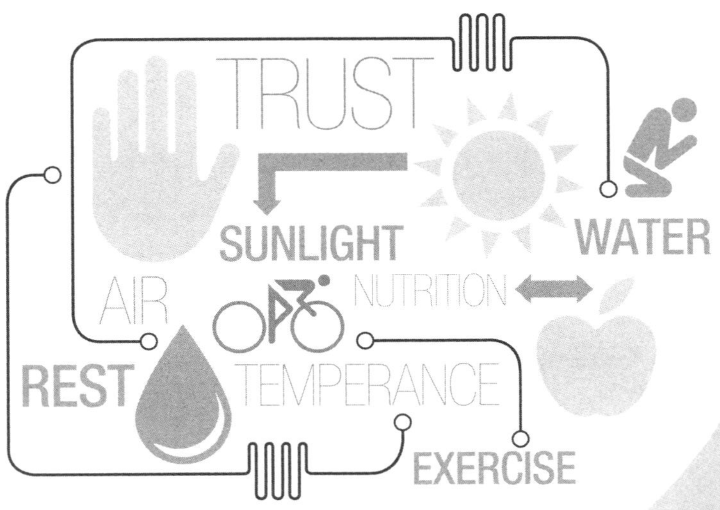

何谓 NEWSTART®？

NEWSTART®（新起点）是取英文第一个字母所组成的八大健康律。

均衡营养		**N**utrition
持久运动		**E**xercise
充足饮水		**W**ater
适度阳光		**S**unlight
节制生活		**T**emperance
清新空气		**A**ir
身心休息		**R**est
信靠		**T**rust

良好的健康不是偶然的，而是遵循健康律及良好的生活习惯所建立的。疾病也并非偶然，通常是忽略了生活自然定律，日积月累造成疾病的发生。

因错误的饮食、不正确的呼吸、失眠、忧郁等习惯，为疾病奠定了好基础；除非用规律生活、节制的饮食来调整，否则期待光靠药物就能使疾病痊愈是白费力气的。

而这个受到成千上万人遵循的 NEWSTART® 八大健康律，可帮助疾病显著反转、恢复健康、减药等成效，如生活习惯引起的疾病：心血管疾病、动脉硬化、高胆固醇、高血压、中风、糖尿病、血糖过低症、便秘、风湿、关节炎、胃溃疡、肝病、癌症、肥胖症、忧郁症、生活压力、失眠等皆能有效改善，现在就让我们从生活实证中了解，为何 NEWSTART® 能翻转疾病，带来健康。

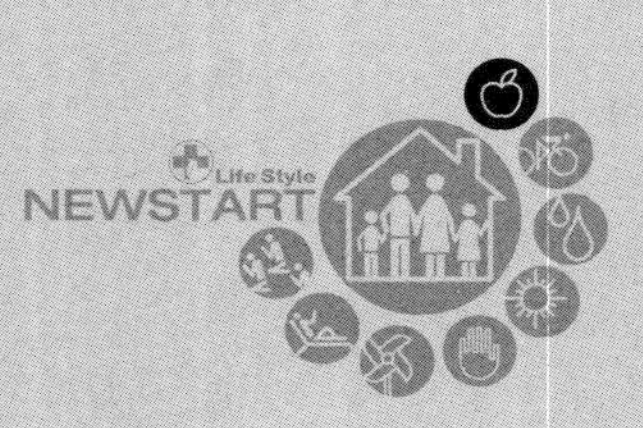

Nutrition 均衡营养

科学已证实疾病和饮食是密不可分的关系，所吃的食物大大地影响我们的寿命长短，而且绝大部分的疾病几乎是“病从口入”，由于不正确的饮食方式、生活不规律，让身体提早老化、免疫系统下降、其功能退化等问题随之而来。如癌症、心脏病、糖尿病、高血压、肥胖症、过敏、气喘、紧张，都与饮食有直接关系。NEWSTART® 提倡的是“四无一高”的天然均衡的饮食原则：

1 无动物奶

2 无肉、无蛋

3 无提炼油

4 无精制糖

5 高纤（膳食纤维）

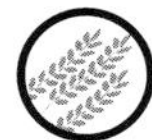

Q1 你的热量摄取过量吗?

近年来大家开始注重饮食形态与健康的相关性，发现国人的饮食形态与日常生活息息相关，饮食多了许多琳琅满目的选择，从下午茶餐厅、“吃到饱”餐厅到饮料店等风行各地，加上大家的活动程度已经渐渐转为静态生活，造成国人热量摄取大于所需的建议值，并且饮食饮形态趋向于高脂、高钠、低纤，尤其是加糖饮料及精制甜点的问题日趋严重，因此使得肥胖及其相关代谢疾病大幅度的增加。

Q2 生活不节制，肥胖、高血压、糖尿病、洗肾迅速上身?

现代人随着医疗水准的进步，在饮食、生活和用药习惯的改变，以及人口老化的问题，导致各国透析病患人数逐年增加。根据台湾国健局的调查，国民洗肾包含诸多原因，其中最令人担忧的就是肥胖、糖尿病、高血压等慢性病人口增加，以及药物的使用不当。目前洗肾原因的排行，第一名是糖尿病（亦是欧美国家的第一名），第二名是高血压，第三名是肾脏发炎，最后才是乱服成药，显见糖尿病及高血压对肾脏带来的影响有多大！

如何避免糖尿病的发生，首要遵循的是正确的饮食计划、均衡摄食、维持理想的体重；其次，食用富含纤维的食物，避免食用精制糖类和太咸、含钠量高的食物，并且少吃油炸、油酥、油煎及脂肪含量高、胆固醇高的食物，烹调可选用植物油；最后，避免抽烟、喝酒，多喝开水。如此一来，能避免糖尿病的发生，也减少洗肾的风险。而高血压与肾脏发炎尚须控制肉类和加工食品的摄取量，尤其高钠的食物都应远离才为上策。因此，遵守下列5项生活原则，才能保护肾脏，避免面临洗肾的危机：

1 多喝水、多吃蔬菜、不熬夜、不憋尿、不抽烟和喝酒。
2 食用少盐、少糖、少油的食物。
3 不要乱吃来路不明的成药。

4 养成运动的好习惯，每周至少 3 次，每次 30 分钟以上。

5 定期监测血压，控制在 130/85mmHg 以下。

Q3 好食物立大功，如何吃出高免疫力?

要维系健康的其中之一关键，就是正确且均衡的饮食，现代人太过依赖保健食品，而忽略均衡饮食的重要性，若平日能均衡摄取各类食物，再加上适当补充“超级食物”，就能拥有最佳的免疫力状态。

1 蔬果颜色种类丰富

通常挑选蔬菜有一个简单的技巧，就是颜色多且深，因为当蔬果的颜色愈深，富含愈高的植物化合物与抗氧化成分。

现今研究显示，植物化合物是非维生素、非矿物质的食物化学成分，对健康具有极大益处。简单的说，植物化合物是大自然赖以保护自己的要素，具有驱除虫害，免于细菌、病毒及其他的天敌侵害。

食物中含有数千种植物化合物，为饮食与保健关系的研究提出新课题，实在令人振奋，一些从前不为人知的化合物，有助于促进细胞间传导相通的能力；有些可抗发炎；有些有助于避免细胞突变；有些则可预防癌细胞的增殖扩散，只是到目前为止，功效尚在发掘与证实中。

2 全谷类、大豆类是最好的食品

全谷类含有丰富的纤维质和矿物质，对血糖控制非常有疗效，常见的食材包含全大麦、全小麦、燕麦、糙米、玉米、小米等均是优选。大豆类则富含许多植物性蛋白质，而大豆异黄酮除了能增加免疫力外，还有抗癌 、降血脂、防骨质疏松等作用，常见的食材包括黄豆、黑豆、豆浆、豆花、豆腐、酱油等，值得注意的是，一般人对食用黄豆及其制品有着容易得痛风的疑虑，但医学证据显示，饮食对血液的尿酸值上升影响非常小，食物中普林（Purine）摄取量对痛风影响甚至小于对肥胖的影响呢!

3 海草类富含膳食纤维、钙、镁、铁

海藻生长于海水中，含有非常大量的氮有机物、

如海藻胶、淀粉、甘露淳等，可以预防肠癌、降高血脂，更有丰富的蛋白质，还有一般陆生植物少有的碘、以及丰富的矿物质如钾、钙、镁、铁、锰、钛等，对人体的免疫、淋巴、循环系统等都很有好处。不过特别要注意的是，这类食物因含有碘，有甲状腺亢进疾病的人要减少摄取。

4 均衡饮食是最大的关键

单一种或两种食物所提供的营养素无法满足身体的需要，一定要广泛且多样化的食用各类食物（请参阅下图 NEWSTART® 金字塔饮食指南），才能完整摄取身体所需要的各种营养素。

少量
核果、种子及甜食类
2-3份
豆类及其豆制品、豆奶
水果类
2-4份
3-5份
蔬菜类
6-11份
五谷根茎类

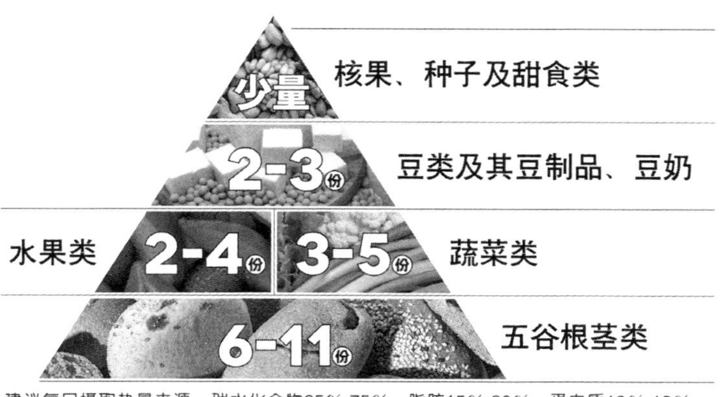

建议每日摄取热量来源：碳水化合物65%-75%．脂肪15%-20%．蛋白质10%-12%
新起点营养五大类：1.五谷根茎类、2.蔬菜类、3.水果类、4.蛋白质、5.核果、种子及甜食类
取自："Weimar Institute's NEWSTART Lifestyle Cookbook"

Q4 盐分如何摄取，高血压才不会上门？

目前营养调查结果发现：约有 1/5 的成年男性有高血压，约 13%的成年女性有高血压。盐分摄取过多跟高血压的发生率息息相关，有鉴于国人饮食中的钠盐摄取过多，是血压升高及高血压的主要原因之一，而减少盐的摄取，不论是一般人或是高血压患者，均能降低血压。高血压患者每日盐分摄取若能降低至 6 公克以内，则血压平均可下降 2 ～ 8 mmHg，相当于每日服用 1 颗长效型抗高血压药物之成效。然而，国人钠摄取量皆超标，19 ～ 30 岁男、女性民众每日钠总摄取量，分别为 4599 毫克及 4096 毫克，达国人钠摄取上限的 1.9 倍及 1.7 倍，必须谨慎饮食。

Q5 什么是减盐小撇步？

最好选择新鲜、多样化的食物，限制食用加工产品及烘培食品，因其皆含钠添加物，如：各类罐头、面线、油面、面包、糕饼、甜咸饼干、鱼肉加工制品、

腌制蔬菜、甜咸蜜饯等。

Q6 哪些是在外用餐及在家烹调的小技巧?

1 减少食用外食的汤汁。

2 了解餐厅食物如何制备，可要求制备过程不加盐、味精或含盐的调味料。

3 菜名如有腌、熏、酱、卤、渍等文字均属高钠烹调方式。

4 准备开水冲掉食物里的调味料。

5 限制使用含盐的调味料。

6 可选择蔬菜、水果取代咸类点心。

7 避免抽烟、饮酒。

8 选择食用柠檬、苹果、凤梨、蕃茄等水果，利用其特殊酸味，以增加食物美味。

9 多食用香菜、草菇、海带、洋葱、香草等味道强烈的蔬菜，来增添食物的风味。

10 中药材与香辛料的利用：人参、当归、枸杞、川芎、红枣、黑枣等中药材及胡椒、八角、花椒、肉桂、香蒜粉、山葵粉等香辛料，可以减少盐量的添加。

11 低盐佐料的使用：利用青葱、大蒜、姜及香草片来变化食物风味。

12 糖醋的利用：使用干果类、蜂蜜、黑糖、柠檬汁等来调味，增添食物甜酸的风味。

13 鲜味的利用：用烤、蒸、炖等烹调方式，淋上柠檬汁，可以减少盐及味精的用量。

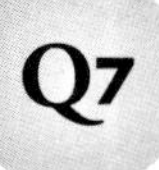

怎么吃才能排毒？

人体血液的酸碱值最好为 PH7.4，微碱的状态能让体内生化作用发挥到最理想的境界，同时也有利于体内废物的排出。若吃下很多的酸性食物，身体会自我调控，将血液酸碱值维持在 PH7.4，但长期会增加肝脏、肾脏的负担，造成人体废物排除不良，累积在内脏、关节、黏膜等处，导致关节炎、排毒功能降低等情况。

理想的饮食，应多偏向摄取碱性食物，碱性食物占每天饮食的 75%，酸性食物占 25%。因为如果血液变酸的话，不但会影响器官功能的运作，白血球的功能也会下降，导致人体对疾病的防御力受损。

如何区分酸碱性的食物呢？食物的酸碱度，不是依口感的酸度，而是依其在体内被消化燃烧后所残存的矿物质来决定，例如：所吃下的食物，经消化燃烧后所残留下来的矿物质是钾、钠、铁、镁、钙、锰等，则属于碱性食物；若为磷、氯、硫磺、碘、氟等，则为酸性食物。

哪些食物是碱性？哪些是酸性？几乎所有的蔬菜、水果都是碱性的，其中有机蔬菜、水果的碱性更强，这是因为蔬果吸收有机土壤里所含的碱性矿物质所致。现代有很多重病或癌症病人强调生机饮食，就是因为碱性可增加体内排毒功能，不仅可改善病况、避免恶化，甚至还可能回转治愈。

另外，成熟的水果，其碱性也较高；但有些水果例外，如加州梨、红梅、香蕉、西瓜、荔枝并非碱性，而是属于低酸性。

酸性食物，则多属于肉类、海鲜类、五谷类、蛋黄、乳酪等。但也有些是例外，例如：小米、黄豆、无糖豆浆，但若做成油豆腐或豆浆加糖等，则变成酸性食物。

除了食物本身的酸碱性外，有些酸性食物经过一些适度的处理，可以降低其酸性。例如：五谷不要经过加工、精制可减少其变酸的程度；少摄食糖分、腌渍物、精制调味料、饮料、冰淇淋等，可降低体内碱性被破坏。

面包也属于酸性，但若经过烘烤后，面包的淀粉质就会转变为果糖，比较容易消化，酸性程度也会减少。还有，豆类可透过浸泡的方式，减少其酸性，如绿豆、黄豆、苜蓿芽等。

如何吸收适量的矿物质呢？饮食中尽量摄食多种全谷类、豆荚类、蔬菜及绿色青菜、水果及不同的坚果等，以及选择栽种在不同区域或国家的天然植物产品。用简单的烹调，宜多生食或汆烫，避免过度烹煮，不要炒炸，不加太多调味品；避免食用过度精制的食物，如白米、糖分、黄豆粉、脂肪、精制油等。

另外，服用药物也要小心，因为某些药物会造成酸性体质，例如：利尿剂会让尿液带走体内的矿物质，如无需要也尽量少服药物。

Q8 聪明吃油，肥胖 Go Away？

近来减重成为一项全民运动，怕胖的人只要一看到含有脂肪类或油脂的食物，都敬而远之，深怕多吃一口，身体就多增一分肥油。其实，人体也是需要油脂的，它具有提供人体热量、形成细胞膜及器官膜、帮助细胞膜分泌前列腺素及凝血酵素等。只要我们能了解它、善用它，并不过度摄食，就可避免诸多疾病的发生。

油基本的单位是脂肪酸，血中的三酸甘油脂是由一个甘油及三个脂肪酸所组成。脂肪酸可分为饱和及不饱和脂肪酸两种，前者常见于动物性油脂，其结构稳定，在空气中易凝固，如猪油、牛油等；而后者在空气中不易凝固，呈液体状，如葵花油、花生油、橄榄油等。

一旦摄取过多动物性油脂，会增加体内的胆固醇，导致血管阻塞，引发心血管疾病、中风等；同时也会降低自体免疫的能力，使人体易遭受病毒及细菌的攻击。

根据日本一项研究发现，移民至夏威夷的日本人罹患心血管疾病的比例，比日本国人要高。另外，有一项针对猴子的研究也发现，若在猴子的饮食中添加含有胆固醇及脂肪的食物，经过 18 个月后，其血管阻塞五成八；若拿掉动物性食物，在 22 个月以后，血管阻塞只有二成一。由此可知，饮食习惯与疾病有极高度的相关性。

值得注意的是：牛奶因含有饱和的油脂，因此现代人多选择低脂或脱脂牛奶或奶粉，虽然降低或脱去脂肪，但相对却使得蛋白质增加，动物性蛋白质一样会使得胆固醇升高，所以仍是“换汤不换药”。

而植物油绝大部分属于不饱和脂肪酸，进入人体后，较不易制造胆固醇。不饱和脂肪酸又分为单元及多元，但有两种必需脂肪酸，是人体无法自行制造，必须从饮食中摄取，即亚麻油酸及次亚麻油酸，而它们都属于多元不饱和脂肪酸；换言之，饱和脂肪酸在人体会自行制造，并不需要特别藉由饮食来补充。

不饱和的油虽不易制造胆固醇，但不稳定，容易被氧化，因而产生自由基，造成癌症、老化、心血管疾病等后遗症。另外，不同的油还是有其缺点，例如：花生油易使血管壁纤维化、变厚；椰子油会使得血管粥瘤化；乳脂肪会使得血管产生脂肪纹等。其实，我们应多从天然植物中摄取油脂，少吃提炼油。

以黄豆及沙拉油来比较，黄豆本身含有油脂、纤维、卵磷脂及维他命E，吃进人体后，油脂易被吸收，又可减少产生氧化的机会，并降低坏胆固醇。但若是吃沙拉油，摄入人体后，肝脏分泌胆固醇来乳化油脂，由于乳化的油体积大，进入小肠后不易吸收，小肠再次制造胆固醇帮助吸收，结果糜乳状的油脂不易被吸收到血管，而进入淋巴管，直接被灌注到大动脉，反而损伤心脏及血管。另外，也提醒素食者，虽然不吃动物性食物，但若在烹调中使用过多提炼油，还是会罹患心血管疾病。

在此建议：烹调时，应避免用热炒，可多以蒸、煮的方式处理。但若食物不以油来烹调，可直接从天然食材中摄取，例如：杏仁、核桃、腰果、芝麻、黑橄榄、黄豆、玉米等食物，含有多元不饱和脂肪酸，而且不吃提炼油，就无须担心会有过多的油脂囤积在体内。

植物性蛋白质最优？

蛋白质是构成人体组织重要的元素，包括抗体、细胞的组成、部分酵素与荷尔蒙的制造等，都需仰赖蛋白质。不论是动物性或植物性食物中都含有蛋白质，但一般人总认为动物性蛋白质最接近人体，以为多吃动物性蛋白质是对人体有益的。其实，这是错误的观念，因为与人类蛋白质结构最接近的不是动物性蛋白质，而是母乳中的蛋白质。

人类所需要的蛋白质其实比动物还少，但现今每人每天几乎都摄取超过100公克。以目前台湾行政院卫生福利部公告3～6个月的婴儿为例，其每人每天每公斤所需要的蛋白质为2.0～2.2公克；且随着年龄的增长，所需的蛋白质越来越少。

成人每公斤体重仅需1公克，1公克蛋白质约等于4大卡，成人每人每天约需50～60公克蛋白质，约为200～240大卡的热量。因此，蛋白质约占1天热量的10%到15%。另外，女性在怀孕期间，每天平均增加7公克蛋白质；在哺乳前6个月则是每天增加17.5公克蛋白质；哺乳后6个月需再增加15公克蛋白质。

自然界中存在的胺基酸共有50种以上，但存于蛋白质中的只有22种，可分为必需胺基酸、半必需胺基酸、非必需胺基酸，在蛋白质的合成上，无论是哪一种胺基酸都很重要，但人体无法完全自行合成必需胺基酸，必须摄取食物而获得，所以适当的素食饮食计划，其大豆蛋白提供的胺基酸是足够的，并不会有缺失。

过多的动物性蛋白质对人体有害，容易导致骨质疏松、肾脏病、心血管疾病、癌症等疾病发生；另外，也会引发类似胰岛素生长激素，刺激肿瘤快速增生。而在动物性蛋白质中有两种胺基酸特别高，苯丙胺酸、酪胺酸皆会抑制人体的免疫系统。

至于植物性蛋白则比较不会有前述的伤害，因为它含钾较多，可减少骨松或骨折等情况，并含有丰富的抗氧化物，有助抗老、防癌。此外，植物性蛋白易被消化，胃酸只有在 PH4 时就可被分解之；但是，动物性蛋白则需要 PH1.5 才能被消化，因此吃肉需靠许多胃酸来分解，十分伤胃。

早期美国营养协会反对纯素食，但他们在 1988 年改变立场，转而赞成健康平衡的素食，亦在 2009 年美国营养学会指出妥善规划全素，不仅有益健康，更能有效预防和治疗疾病。以体能而言，植物蛋白可以给予人体更多的能量，不少运动选手在上场比赛前都会改吃素食；而吃素的孩子身材也不会比吃肉者弱小，且情绪平稳，聪明伶俐。因此，健康、自然、平衡的素食，才是真正对人体有益而无害的。

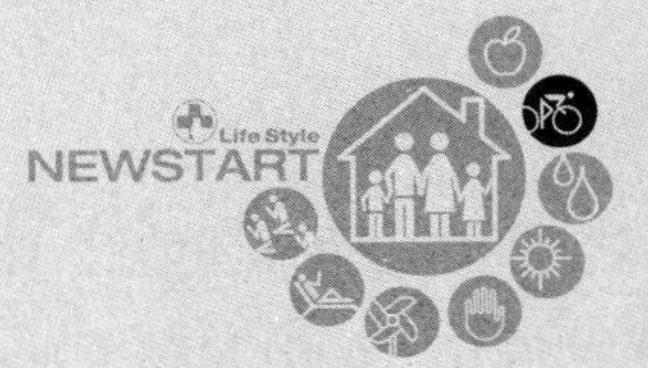

Exercise 持久运动

活动，是我们生存的定律；不活动，是酿成疾病的主要原因之一。运动能增加并调和血液循环，加强细胞补给与清除废物的能力；运动有助控制体重，使肌肉结实、强化骨骼，也可以增强心脏能力、增加肺活量，强化免疫系统、降低罹患多种疾病的机率。另外，运动会促使大脑分泌一种吗啡荷尔蒙，这种“快乐芬多精”可以除去紧绷肌肉，让人心情轻松愉悦，减少忧虑及压力，创造心灵的平和、增加幸福感。因此，运动的人不但体力佳、心情好，也更有自信。而随着科技的进步及生活水准的提高，现代人普遍出现肥胖的问题，接踵而来的就是各类疾病的产生，因此保持规律并且正确的运动，才是强身的不二法则。

你是肥胖者吗？

目前最常拿来评估肥胖程度的指标为“身体质量指数”，也就是简称 BMI （Body Mass Index），公式为“体重（公斤）÷身高^2（公尺）”，算出来后可对照右页表格，检视体重是否过轻、正常或者过重，甚至到达肥胖。只不过 BMI 对于未满 18 岁的青少年，孕妇或哺乳者以及老年人和运动员并不适用。

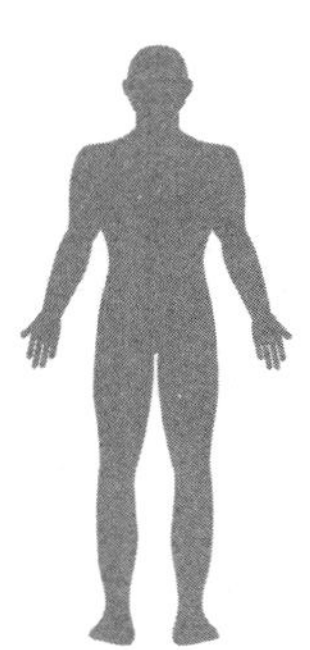

BMI 身体质量指数 = 体重（公斤 kg） / 身高^2（公尺 m）

健康指数与 BMI

定义	台湾肥胖指数	欧美肥胖指数	健康状态
过轻	小于 18.5	小于 18.5	
正常	18.5 ~ 24	18.5 ~ 24.9	正常
过重	24 ~ 27	25 ~ 29.9	低危险群
轻度肥胖	27 ~ 30	30 ~ 34.9	中危险群
中度肥胖	30 ~ 35	35 ~ 39.9	重危险群
重度肥胖	大于 35	大于 40	病态肥胖

＊资料来源：台湾肥胖研究协会

另外，也可以透过其他方式了解自己是否肥胖，以皮尺测量腰围，男性的腰围若超过 90 公分（约 35.5 寸），女生的腰围超过 85 公分（约 31 寸），当心成为大腹翁或小腹婆，也可以加上臀围算出腰围与臀围的比率，当腰围除以臀围，男性大于 0.95，女性大于 0.85，当心已经是警讯，容易造成高血压、心脏病、糖尿病以及高血脂症等慢性疾病的产生。

除了以上两种方式外，也可使用体脂机来测量身体内的“脂肪率”和“内脏脂肪率”，男性体内脂肪率占体重的25%以上，女性体内脂肪率占30%以上，或内脏脂肪率超过10%以上，也是所谓的肥胖。以上四种方式，是目前最常使用评估是否有肥胖的方式，因此，随时监控注意，让自己远离大腹翁及小腹婆。

Q2 好怕变成大肌肉，我不要变成健美先生／小姐？

提升肌肉素质有许多的好处，如肌肉的体积比脂肪小，身材看起来较匀称；提高身体的基础代谢率，即使不运动也可以消耗热量，轻松维持好身材；提高运动的效率及强度，燃烧更多的热量及脂肪；保护身体的关节，避免运动伤害等等好处。提升肌肉素质的方法以重量训练最为有效，但要注意适当强度训练，以免造成反效果。

而训练完肌肉之后，也要让肌肉有足够的时间来修补，因此训练完后的营养补充也是另外一个重要的因素，如蛋白质的补充摄取，及足够的休息时间，让肌肉好好的休息复原及修补，所以过度的训练反而效果会更差，因为肌肉还是处于疲劳的状态下，运动的效率相对也较不好，甚至可能会造成肌肉伤害，反而更得不偿失，因此适度的休息是相当重要的。

Q3 怎么运动才能减重?

想减重一定要有正确方法，只要能消耗身上的“油”就能减重，因此，要让自己变成一台耗油量很大的车子，而不是利用禁食等一些虽然成效快速，但不正确的瘦身方法，只会让自己变成一台耗油量少之又少的小车子，一旦恢复了正常的饮食，体重就会像一台失控的车子，无法阻止其前进。

如果想要藉由运动来燃烧身体的脂肪，三个基本的条件缺一不可。

1 每周至少三次有氧运动

燃烧脂肪的必须要件，一定要让身体有足够的氧气量，因此有氧运动是个不错的选择，如健走、慢跑、游泳、骑脚踏车等全身大肌肉的低强度长时间运动，每周至少三次，并能持之以恒。

❷运动时间 20 ～ 60 分钟

体内能量的提供来源主要有三种，醣类、脂肪、蛋白质，而当我们运动持续 20 分钟以后，人体会开始运用体内的脂肪，提供身体能量，让我们能持续地运动，所以不是流汗就代表正在燃烧脂肪。

❸心跳数达到 130 下

首先，要先了解自己的最大心跳率（最大心跳率＝ 220 －年龄），此数字是指该年龄能承受的最大运动心跳次数，也是 100% 的运动心跳强度，而燃烧脂肪最好的运动心跳强度是 65% ～ 75% 的运动心跳强度，经研究指出，在运动心跳强度上持续运动所消耗的热量大部分来自于脂肪，但相反的，如果高于或低于这个运动心跳强度的话，所消耗的热量大部分来自于醣类，举例说明如下：

康康今年 30 岁，最大运动心跳数为 220 － 30 ＝ 190，最好的燃脂运动心跳数 190×65% ～ 75% ＝ 124 ～ 143。因此，如果每次饭后都有走路、散步的习惯，但是没有看到减重效果，是因为三个条件只达成了第一及第二个条件，而没有达到第三个条件，所以找到一项自己喜欢的运动，每周三次，每次 30 分钟，且这 30 分钟必须达到会喘但可以说话的程度，保证持之以恒，才有效果。

但是，要如何让自己除了会消耗脂肪外，还可以再增加消耗速度或消耗量，也就是让自己变成耗油量更大的车子，答案就是“肌肉”，以重量训练来训练肌肉，可以帮助燃烧更多的热量及脂肪，并且轻松维持好身材。

Q4 运动过度会引发肌肉溶解症？

肌肉溶解症，也叫“横纹肌溶解症”，主要是人体肌肉细胞坏死的疾病，造成的因素如下：很久没有运动，却在短时间内维持很高强度的运动，并且持续固定相同反复的动作，超出身体所能负荷的能力范围，而造成横纹肌大面积的损伤破裂，可能会造成急性肾功能衰竭，严重时也可能会失去性命。

但是别担心，只要遵照运动教练的指导，循序渐进，慢慢地提升运动的强度，这些是不容易发生的。

Q5 运动前后该怎么吃？

许多人常常询问，运动前可以吃东西吗？运动后多久进食才适合？如果在运动前未进食，可能因为热量提供不足，血糖过低导致晕眩，造成不必要的伤害。建议运动前可以补充一些较好消化或好吸收的食物，如：香蕉、苏打饼干或含碳水化合物较高的运动饮料等，切记不要空腹运动，以为这样消耗的热量会比较多，其实这只会让运动更没有效率。

而运动后多久可以进食？其实可随时补充，当然如果身体还处于恢复或不舒服的情况下建议先休息。运动后 1 ～ 2 小时内，肌肉对于肝醣即蛋白质的合成速率会提高，在这时间内适度补充足够的营养，有助于提升身体的疲劳恢复，因此可以补充碳水化合物及蛋白质比例为 4：1 或 3：1，例如：半糖或无糖的豆浆（蛋白质），搭配香蕉或自行制作的全麦

面包（碳水化合物）。但是热量控制在300卡左右，而不是无忌口的乱吃，因为碳水化合物及蛋白质都有热量，过量摄取产生过多的热量，仍会囤积在身体内，变成了甩也甩不掉的体脂肪。

<300卡健康配：碳水化合物＋蛋白质

碳水化合物	份量／重量	热量（卡）	蛋白质	份量／重量	热量（卡）
馒头（中）	1个50g	210	低糖豆浆	1瓶450g	200
全麦吐司	1片25 g	72	坚果（杏仁、腰果）	1小把17 g	100
柳橙原汁	1杯250 g	125	茶叶蛋	1颗65 g	75
香蕉（中）	1个120g	120	水煮鲔鱼罐头	1罐90g	62
土芭乐（中）	1个155g	60	花生酱	2小匙9g	57

＊资料来源：台北台安医院营养师刘怡里提供

Q6 如何增强心肺功能？

每周3～5次，每次20～60分钟，从事全身性、中低强度、长时间的运动，例如：健走、游泳、骑自行车等，达到微喘可以说话、流汗的运动。若是刚加入运动行列的人，须注意运动时间，勿做太多或太久，需循序渐进增加时间及强度，才不会造成运动伤害。

心肺运动：健走

上半身动作要领

1 手肘弯曲约成 90 度。
2 身体线条尽量向上拉高，不弯腰驼背。
3 手臂向上摆动，拳头约至肩膀高度，向后摆动，拳头约至腰际。

下半身动作要领

1 应先让脚跟着地，再将身体重心转移到前脚掌处，最后利用脚尖用力推离地面。
2 膝盖关节不伸直锁死，保持放松状态但不刻意弯曲。
3 不用刻意跨大步伐，速度加快，自然步伐就会加大。

TIPS **每次健走可持续 20 ~ 50 分钟，保持呼吸微喘，但还能说话的运动强度。**

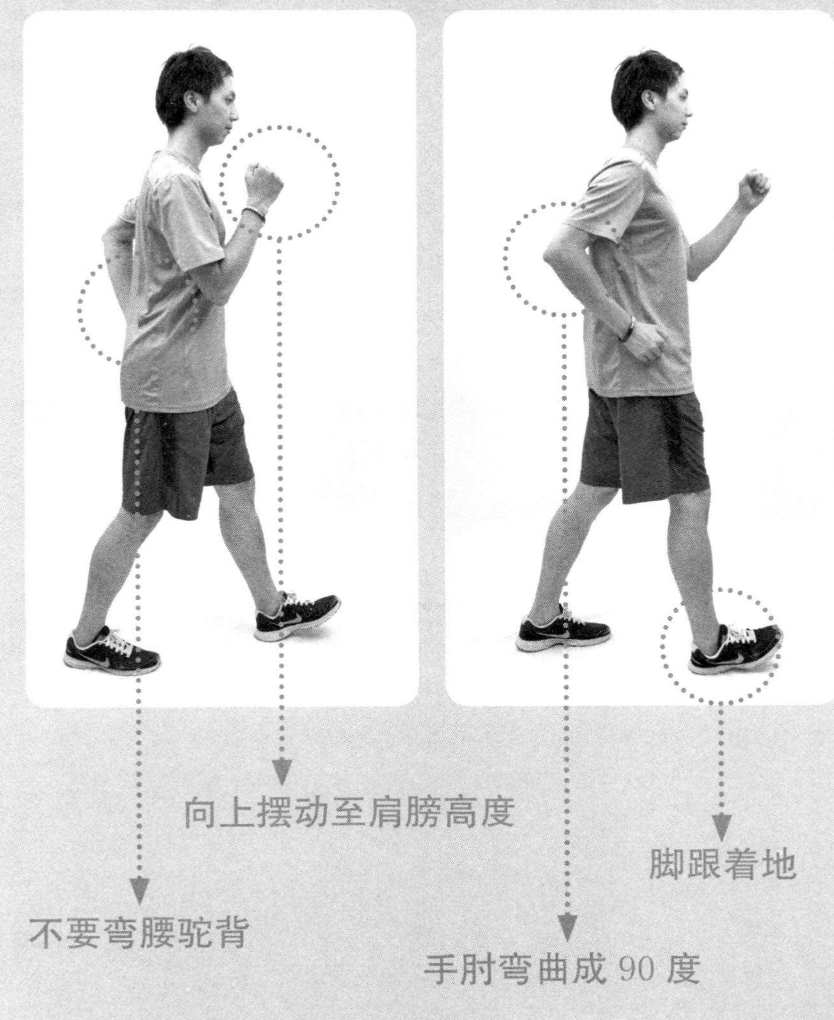
向上摆动至肩膀高度
脚跟着地
不要弯腰驼背
手肘弯曲成 90 度

心肺运动：开合跳

动作要领

1 预备动作，将双脚并拢，双眼凝视正前方，肩膀放轻松（图1）。

2 双脚轻轻跳起（图2），将双脚打开比肩膀稍宽，轻轻落地（图3）。

3 双脚再轻轻跳起，将双脚并拢，回到预备动作。

4 脚膝盖关节不伸直锁死，保持放松状态，但不刻意弯曲。

TIPS **每次动作可做10～20秒，中间休息10～20秒，随时调整呼吸，勿憋气，并依照身体状况自行增减次数及时间。**

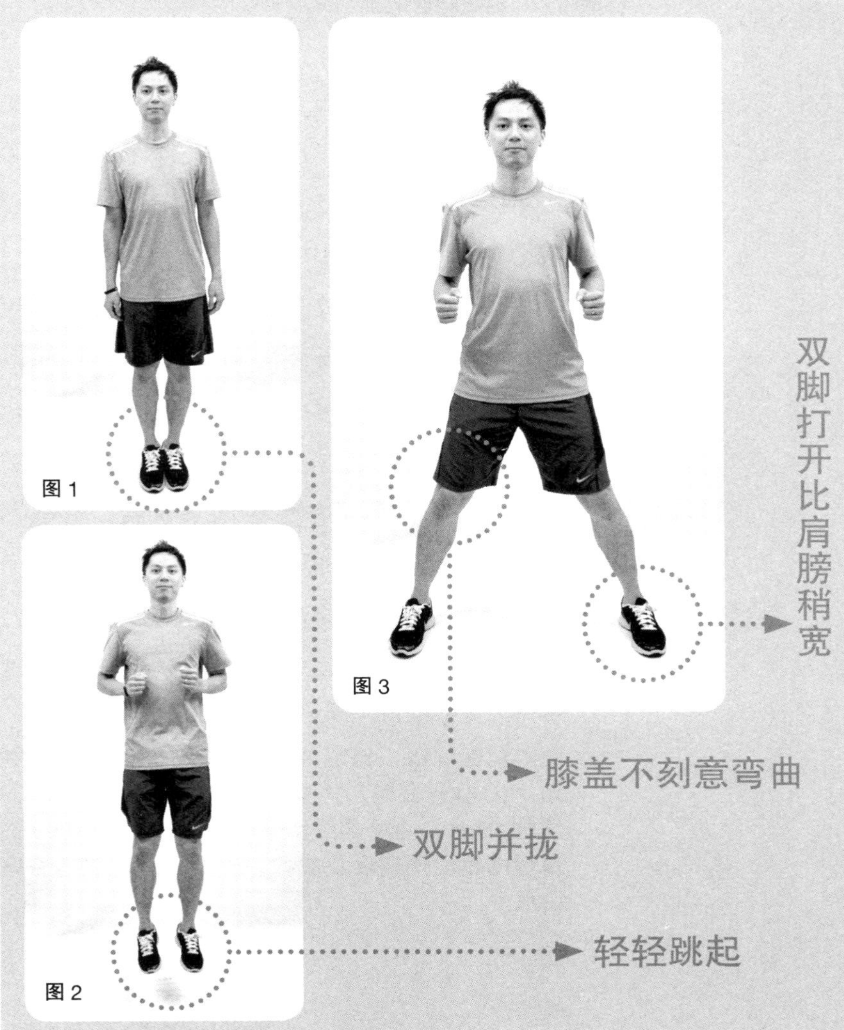

图 1

图 2

图 3

心肺运动：原地抬腿

动作要领

1 预备动作，双脚打开约与肩膀同宽，双眼凝视正前方，肩膀放轻松。

2 先将左脚膝盖轻轻抬起，约至腰部的高度，手臂动作如健走的上半身姿势（图1）。

3 再将左脚轻轻放下，并换右脚膝盖轻轻抬起，约至腰部高度（图2）。

4 将脚抬高时，身体线条尽量向上拉高，臀部不向下蹲坐，站立的单脚膝盖关节不打直锁死，保持放松状态，但不刻意弯曲。

TIPS **每次动作可做10～20秒，中间休息10～20秒，随时调整呼吸，勿憋气。两个动作可交替做，例如：10秒开合跳，休息10秒，10秒原地抬腿，休息10秒，为一个运动循环，并依照身体状况，自行增减动作速度及次数，以及两个动作的循环次数。**

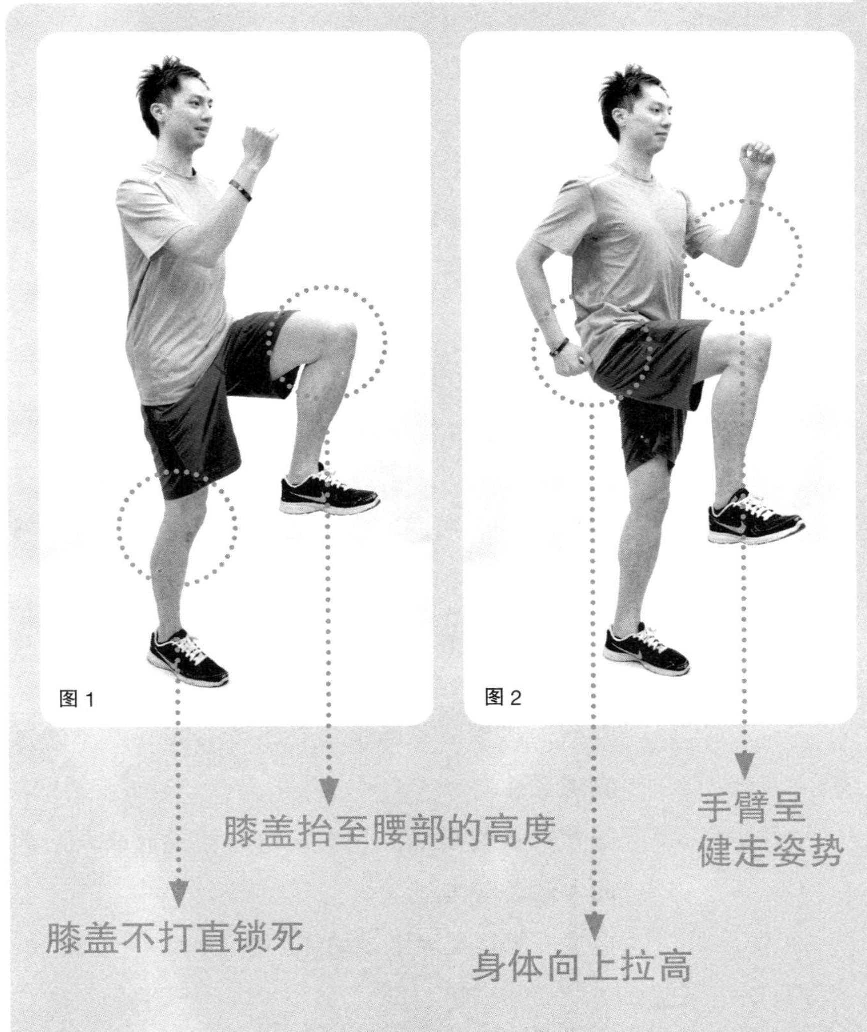
图 1
图 2
膝盖抬至腰部的高度
手臂呈
健走姿势
膝盖不打直锁死
身体向上拉高

Q7 如何增加肌耐力？

每周 3 ～ 5 次，每个动作反复 10 ～ 20 次，让肌肉有酸酸、紧紧胀胀的感觉，但关节不能有疼痛的感觉，动作过程中需注意呼吸的调整，不憋气。

肌耐力运动：弓箭步 + 下蹲

动作要领

1 双脚打开与肩同宽，前后弓箭步站立，身体重心位于两腿中间（图 1）。

2 膝盖对齐脚尖，让大腿、膝盖、脚尖连成一直线（图 1）。

3 吐气时，左脚膝盖慢慢往下，右脚膝盖不超过脚尖（图 2）。

4 吸气时，臀部后侧用力将身体推站起来，回到原本预备动作。

5 再换右脚，重复上述动作（图 3）。

TIPS **下蹲时上身须保持直立，身体不前倾或驼背，两脚各做 10 下后交替进行。**

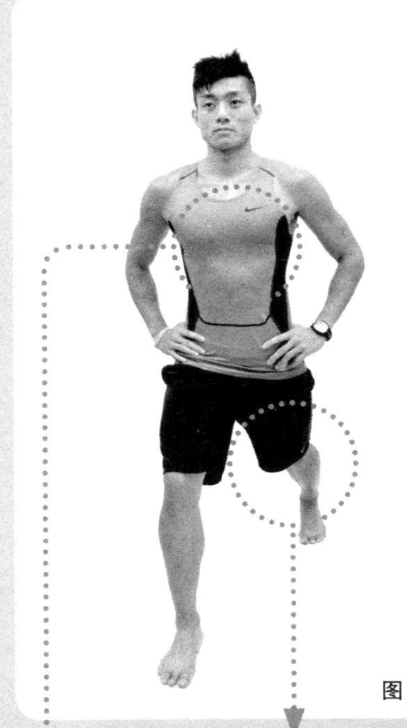
图 1

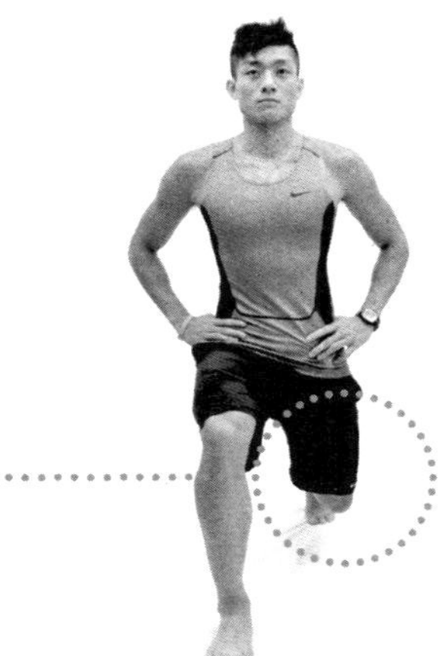
图 2

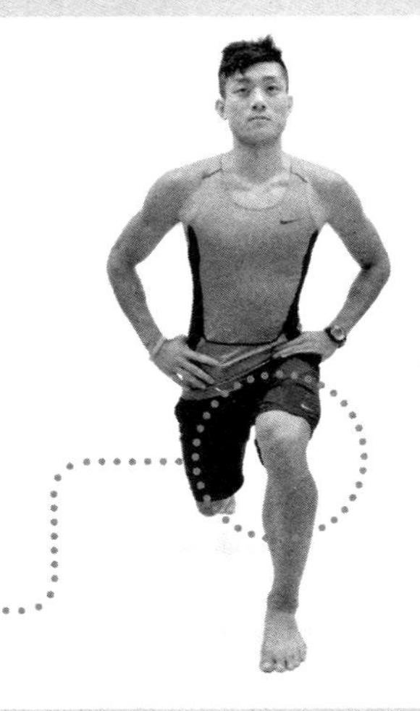
图 3

大腿至脚尖
连成一直线

膝盖慢慢往下

膝盖不超过脚尖

重心位于两腿中间

肌耐力运动：单脚 + 下蹲

动作要领

1 双脚打开与肩同宽，前后弓箭步站立（图1），将重心慢慢转移至前脚，左脚离开地面（图2）。
2 支撑脚的膝盖对齐脚尖，让膝盖、脚尖连成一直线。
3 吐气时，臀部位置稳定让身体慢慢下蹲（图3）。
4 吸气时，右大腿用力向上，回到预备姿势。
5 再换右脚重复上述动作。

TIPS **两脚各做 10 下后交替进行，保持呼吸不憋气，下蹲的角度依照自己的身体的能力进行。**

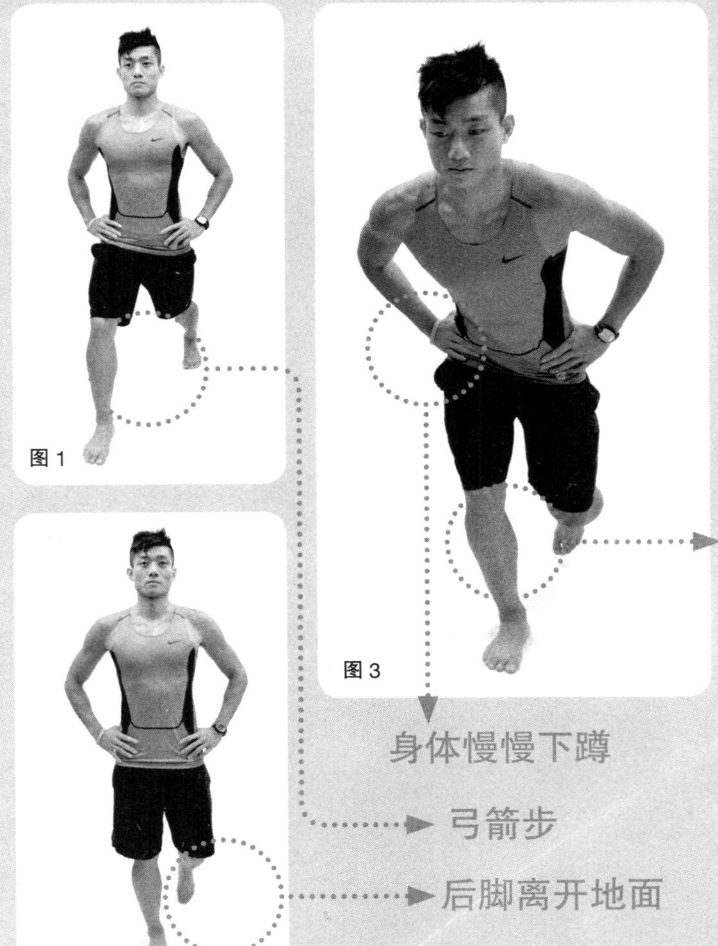
图 1
图 2
图 3
连成一直线
身体慢慢下蹲
弓箭步
后脚离开地面

肌耐力运动：俯卧姿 + Y字

动作要领

1 身体面向下，呈趴卧姿势（图1）。

2 让身体稳定有力量呈一直线，腰部不会往地板垂下或驼背（图1）。

3 将双手放置在身体前45度方向位置，让手及身体呈现Y字，调整呼吸，吸气预备（图1）。

4 吐气将手臂向上举，至最高点后放松吸气，回到预备位置（图2）。

TIPS **动作反复10～20次，做此动作时注意小腹同时内缩，可一并训练腹部肌肉，且臀部要夹紧，才不会翘起来。**

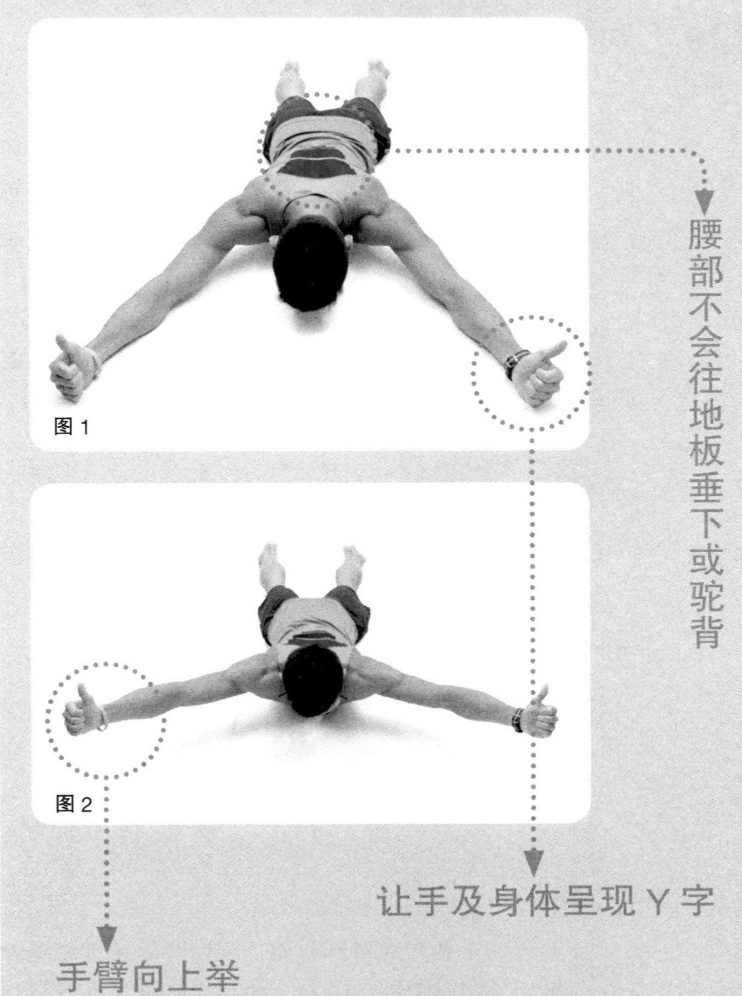
图 1
图 2
腰部不会往地板垂下或驼背
让手及身体呈现 Y 字
手臂向上举

Q8 如何提升柔软度？

慢慢延伸要伸展的肌肉，直到有点紧绷的感觉后，维持动作静止住，切忌不要前后的晃动弹震，然后保持自然的呼吸，维持 10 ～ 15 秒后，放松恢复到原来预备动作，每个动作可重复 2 ～ 3 次。

柔软度运动：猫牛式

动作要领

1. 四足跪姿，双手在肩膀正下方，双膝与骨盆同宽，保持背部平直（图 1）。
2. 吸气时，头与尾椎向上延伸，腰部下沉（牛式，图 2）。
3. 吐气时，低头拱背，收缩腹部，伸展背部肌群（猫式，图 3）。
4. 回到四足跪姿。

TIPS **此运动主要伸展背部肌肉，配合呼吸反复流动伸展，每次做 10 ～ 15 次，每日可进行 2 ～ 3 次；注意将肩膀放松，手肘微弯，减少肩关节压力。**

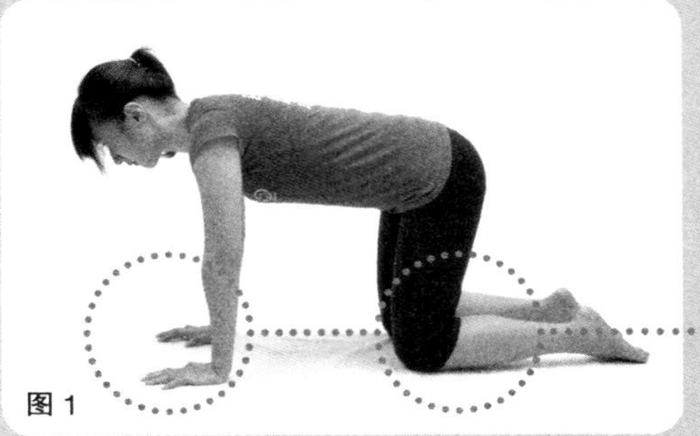

图 1

双手置于肩膀正下方

双膝位于骨盆正下方

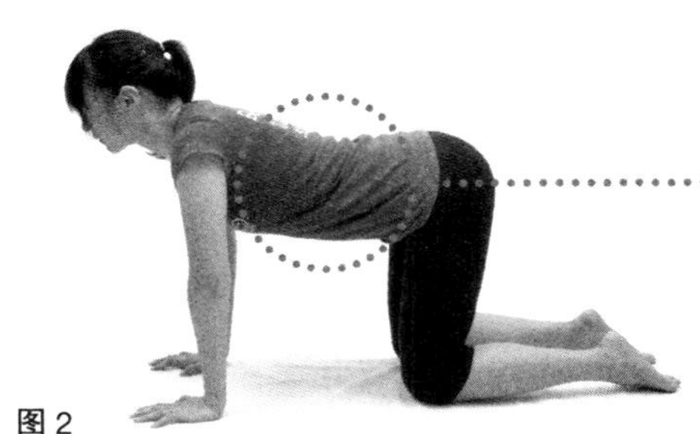

图 2

腰部下沉

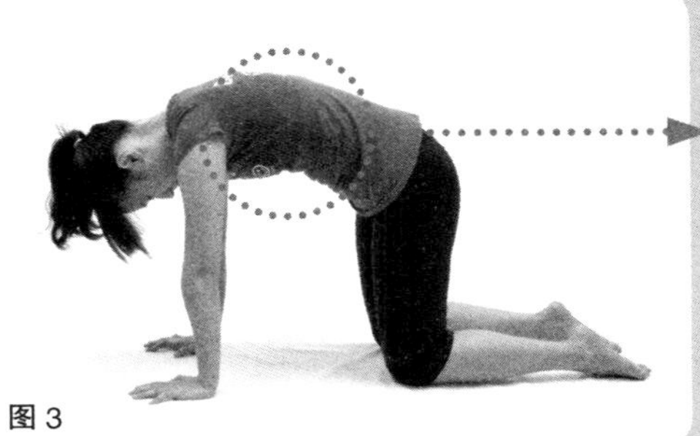

图 3

拱背、收缩腹部

柔软度运动：勇士

动作要领

1 双脚与肩同宽站立（图1）。

2 右脚向后跨大步，呈弓箭步（图2）。

3 左脚膝盖在脚跟正上方，膝盖不超过脚尖；骨盆朝向正前方，右脚尖朝外45度，脚跟下压（图2）。

4 吸气双手向上延伸，吐气肩膀放松（图3）。

5 回到站姿，再换左脚进行。

TIPS **此运动主要伸展上半身及小腿肌群，配合呼吸左右脚交替伸展，每次做6～8次，每日可进行2～3次；注意双手上举时肩膀放松，脊椎保持延伸，脚跟下压。**

双手向上延伸
脚跟下压
双脚与肩同宽
双脚呈弓箭步
右脚尖朝外 45 度
Beautiful Smile
图 1
图 2
图 3

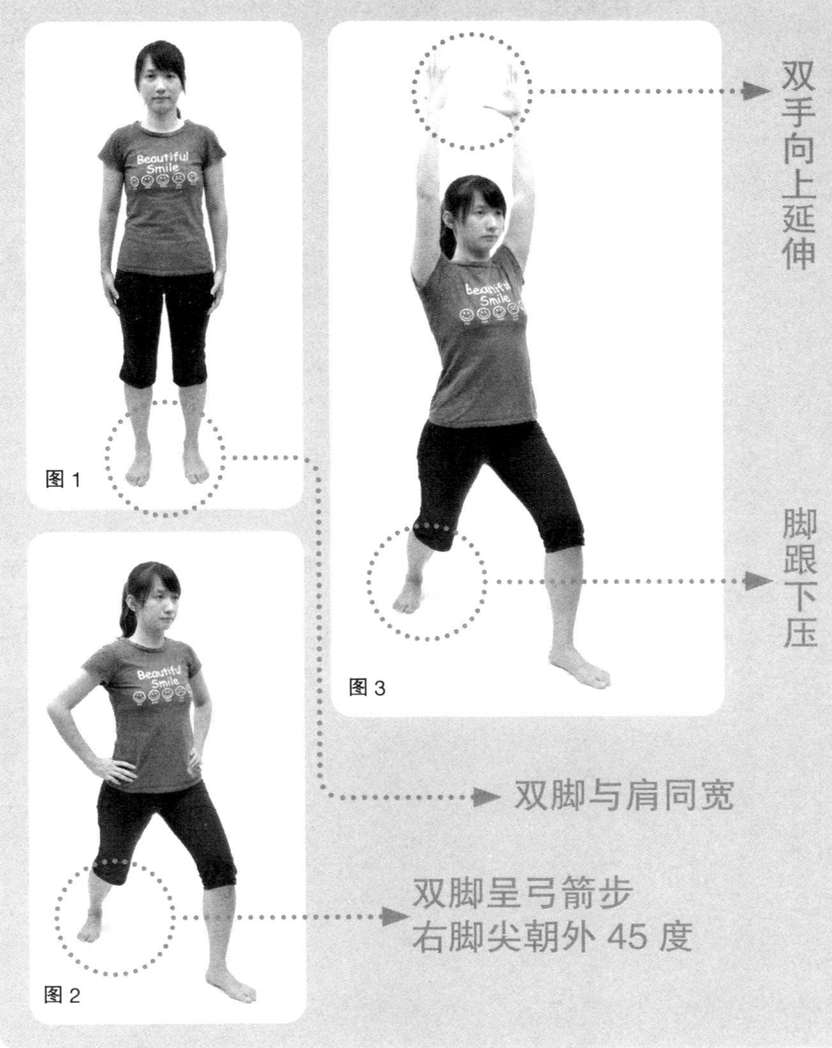

柔软度运动：骆驼式

动作要领

1 跪姿立式，膝盖与肩同宽，脚背放松（图1）。

2 吸气延伸脊椎，双手握拳，将拳头置于后侧骨盆上方（图2）。

3 吐气双手手肘向内靠近，胸口向上延伸，肩膀放松（图3）。

4 吸气回至跪姿立式，反复进行。

TIPS **此运动主要伸展胸、腹部肌群，配合呼吸反复流动伸展，每次做 10 ~ 15 次，每日可进行 2 ~ 3 次；注意将肩膀放松，减少肩关节压迫，伸展时注意腹部力量收紧，减少腰椎压迫。**

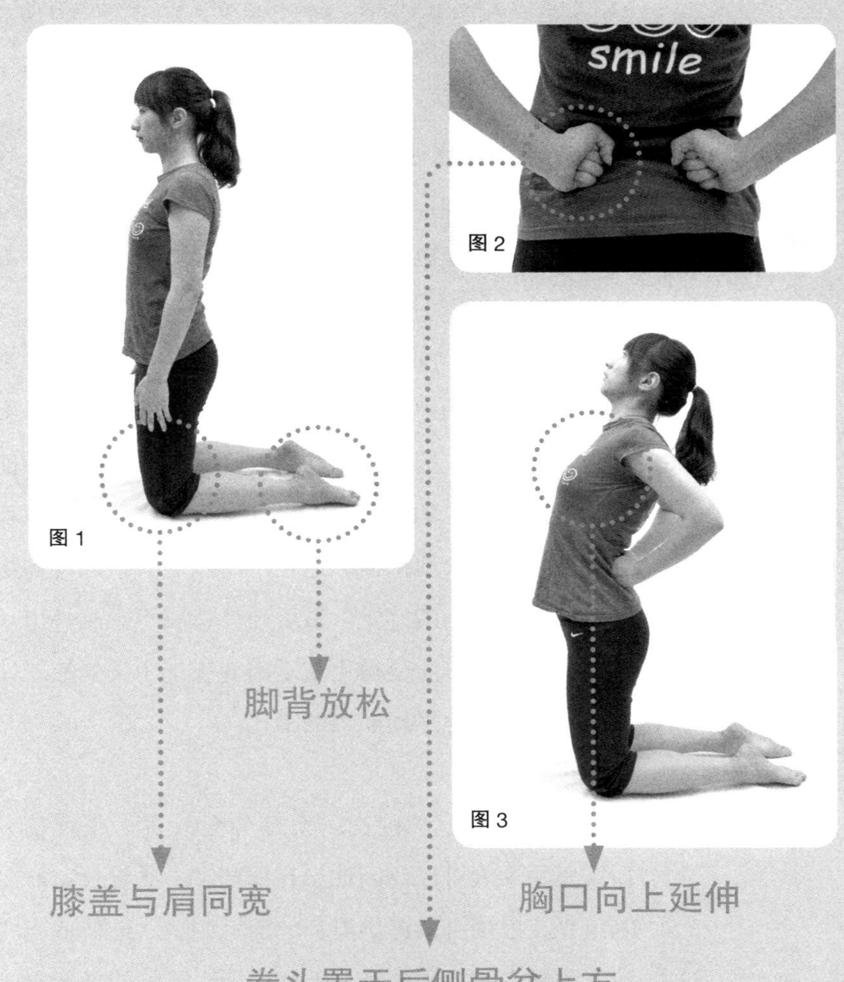
smile
图 1
图 2
图 3
脚背放松
膝盖与肩同宽
胸口向上延伸
拳头置于后侧骨盆上方

Q9 前庭刺激能减缓老人平衡功能的退化？

意外跌倒往往是导致老人骨折的重要凶手，除了因为肌力不佳，也与平衡功能退化有关，可以透过适当的活动，来协助减缓老人平衡能力退化的发生。

前庭感觉接收器，位在于人体的内耳，与察觉身体平衡、判断速度、辨别重力的方向有关。在每天的走路、跑步、搭车等活动中，都产生大小不等的前庭刺激。然而，如果长时间坐在家中，往往会导致前庭刺激不足，而使平衡感退化，所以老人常出现害怕跌倒或失去平衡的感觉，最后往往造成不愿意外出，进而导致前庭刺激变得更贫乏，变成一个反复的恶性循环，加速身体平衡能力的退化。

在美国家庭的前廊，大部分会放置一张摇椅，让家里的主人可以悠闲地坐在摇椅上，欣赏自家前院的风光。摇椅可以提供温和的前庭刺激，维持适当的前庭刺激量，特别是针对于移动能力不佳的老年人。由此而知，坐在家里不动并不是一个好主意，为了达到减缓平衡能力退化的目的，建议养成每周出外运动的习惯除了可以调节心情之外，更可以从身体移动的过程中，获得适当的刺激前庭的机会，减缓老人平衡功能的退化，达到预防跌倒的目的。

Q10 柔软操能改善老人的肌肉筋膜紧绷?

肌肉是人体的第二个心脏，除了帮助人们移动，更具有促进末端血液回流的功能。若老人的活动量减少，使得身体循环迟滞，渐渐导致肌肉筋膜紧绷，这时会更进一步地压迫血管或神经，产生不必要的酸痛，更减低老人出外活动的意愿。

因此，在早晨可以运用温和的柔软操来暖身，帮助身体延伸与舒展，让肌肉保持弹性，放松紧绷的肌肉筋膜，并有效减少肌肉拉伤，以及促进末端血液循环，并可改善老人活动量降低的情况。

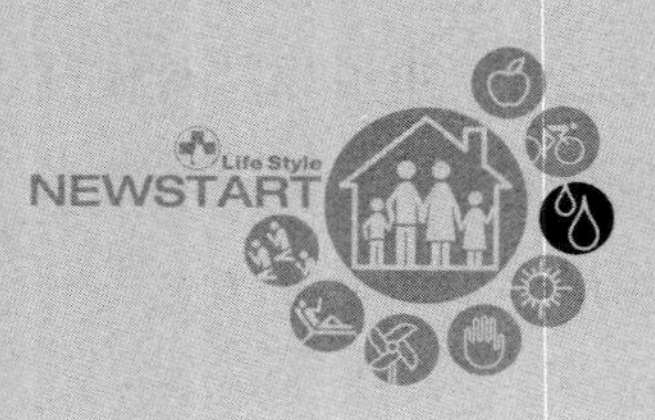

Water 充足饮水

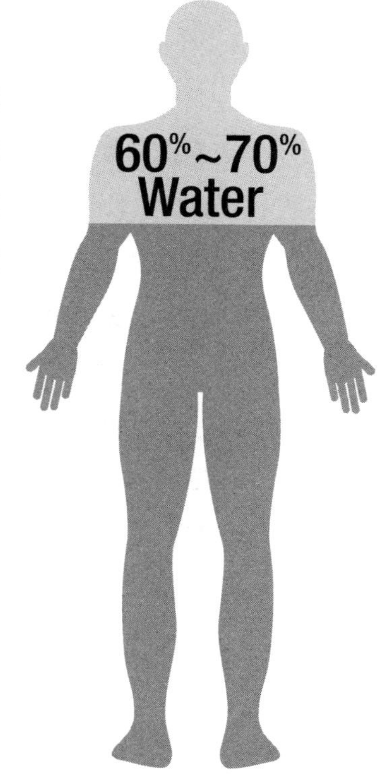

人的体重的60%～70%是水分，全脑重量的70%～85%是水分，人体亿万个细胞里的物质：氧气、养分、矿物质，各种特殊的蛋白质及废物等都需要靠水来运送。每一个细胞都是由细胞膜构成的小水池，细胞60%是水分，细胞外也是水，细胞与细胞之间的物质经常互换，体内所有的生化反应也都需要水的存在。身体缺水，一切生化反应会变慢，也容易使毒素废物累积在体内造成伤害，因此每天喝足够且干净的水是很重要的。

Q1 喝水有什么好处呢？

❶肠胃道顺畅

食物残渣中的水分在大肠中会被回收利用，因此身体若缺水，大肠将会极力吸收水分，导致大便干硬难以排出。医师常提醒便秘患者要增加纤维质的摄取，而纤维是需要水分来起润滑及膨胀的作用的，所以只增加纤维却忘了摄取足够水分时，反而会使便秘恶化或出现肠胃绞痛的情形。

❷身体远离结石

肾脏是大部分盐分及矿物质排出的途径，充足的水分可避免矿物质沉积在肾脏造成结石。

❸提升活力

脱水会让人疲倦，晚上睡觉时，身体会流失水分。因此早上起床时若觉得昏昏欲睡，先别急着喝咖啡，喝杯水一样有醒脑的作用。

4 帮助减压

人体有七成至八成由水分所组成，缺水对身心都会产生极大的压力。平时压力大或烦躁时，不妨倒一杯水慢慢一口一口的啜饮，也可帮助身心平静。

5 运动更有效率

水分的补充可避免肌肉在运动时抽筋并润滑关节，能让运动更持久。

6 养颜美容

缺水的肌肤易产生细纹，补充水分可帮助细胞排除废物。

7 帮助减重

在减重过程中，水是一个重要的元素，燃烧脂肪需要水分，缺水将会使脂肪燃烧的过程减慢，而且脂肪燃烧后会产生许多废物，也需要充足的水分将其排出体外，例如：减重者血液中尿酸值会升高，若不补足水分则易有痛风发作的机会。另外减重时也常有便秘的困扰，可靠多喝水改善。有人说：“我是易胖体质，连喝水都会胖！”其实水是没有热量的物质，不可能因为喝水而发胖。有些人是用激烈的禁食等方式减重，乍看之下好像短短几天体重就下降了，其实只是脱水造成的假象。另外减重的人也常有水肿的问题，可能因为饮食偏好重口味，反倒应该避免摄取过多的盐分，且避免在睡前补充过多的水分，才是真正的解决之道。

Q2 一天要喝多少水才足够?

成人每天经尿液排泄约 1500c.c.，经由呼吸及排汗所流失的水分约 500c.c.，因此一般粗略估计一天大约需要 2000c.c. 的水分。然而，因为个人体型、天气、温度、活动量等因素的差异，每个人的真正需水量或有差异。

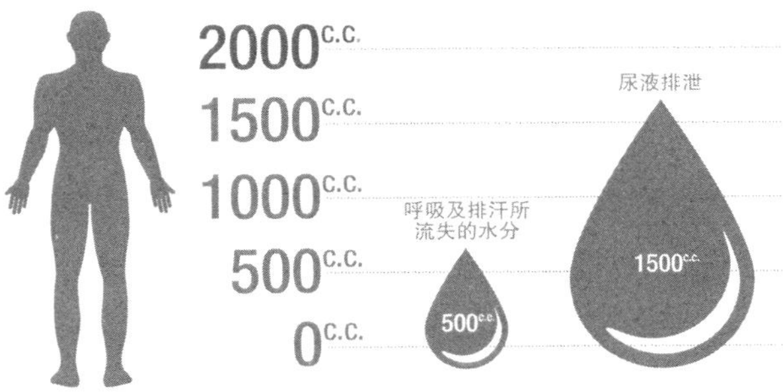

美国食品营养委员会
建议水的摄取量

定义	时期	每日摄取量（公升）
婴儿	0 ~ 6 个月	0.7
	7 ~ 12 个月	0.8
儿童	1 ~ 3 岁	1.3
	4 ~ 8 岁	1.4
男性	9 ~ 13 岁	2.4
	14 ~ 18 岁	2.1
	19 岁以后	3.3
女性	9 ~ 13 岁	2.3
	14 ~ 18 岁	3.7
	19 岁以后	2.7
妊娠女性	14 ~ 50 岁	3.0
哺乳妇女	14 ~ 50 岁	3.8

由上表可知，不同的年龄层，所需水量不尽相同。另外，人体摄取的水分有部分也来自食物，例如：蔬果、肉类、白饭里也含有水分。

特殊族群的饮水

1 婴儿

一般说来，6 个月以下的婴儿在母奶、配方奶、副食品中就可摄取到需要量，不太需要额外给予水分。因婴儿肾脏功能未成熟，过度饮水可能造成低血钠而产生水中毒。对于较大的小孩，当生病发烧而导致脱水时，可先观察尿量和颜色，若尿量变少或颜色变得浓黄，表示需要补充水分。

2 孕妇

怀孕期间，母体的代谢旺盛，因此每天都需要足够的水量来防止脱水，否则可能影响胎儿的成长代谢。再者，怀孕的妇女常有便秘的问题，因此除了食用富含纤维素的蔬果之外，更应该以喝水来解决，多喝水也可避免怀孕时常见的泌尿道感染。

3 老年人

很多老人为了怕频尿上厕所而少喝水，然而水分不够的结果可能容易导致泌尿道感染，呼吸道的分泌物也会变得浓稠，或造成姿势性低血压恶化而增加跌倒机率。老年人缺水时，口渴的感觉比年轻人不明显，所以更是缺水的高危险群。因此当口渴时，表示身体已明显缺水了，最好能定时饮用足够的水。若老人家有较严重的心脏病、肾脏病、肝硬化、水肿等问题，建议咨询医师讨论每天适合的饮水量。

Q3 可以用饮料代替水吗？

许多人觉得水没有味道不喜欢喝，口渴时只喝茶、咖啡、碳酸饮料、果汁等来补充水分。然而，茶、咖啡、汽水等含咖啡因有利尿作用，水分很快又从尿中流失掉了，并无法足够补充人体所需的水量。而且茶和碳酸饮料也会增加骨质流失的风险，以及增加尿路结石的可能。咖啡因也让交感神经过于活络，抑制副交感神经放松状态的功能，长期饮用容易成瘾，如果晚上喝太多会导致无法入眠。若喝含糖饮料或运动饮料等，因糖分也是热量的来源，饮用过多容易肥胖，引发代谢症候群等相关的疾病。因此，对人体最有益的饮品还是“水”，所以，别让这些外来的东西给迷惑了。

有些人喜欢在炎热的夏天里喝下一大口又冰又凉的冰水，彷佛身体立刻得到舒畅，但殊不知这一大口冰水造成身体多大的负担！我们在饮用冰水的同时，身体必须消耗极大的能量，才能将喝下的冰饮料温暖至正常温度，还可能会造成新陈代谢和免疫力的下降，因此饮用常温或温开水比较适合。

Q4 你喝的是什么水？

2007 年台湾自来水处针对台北市民的调查中发现，93% 市民认为自然水不可以生饮；30% 直接将自然水煮沸；51% 使用净水器过滤后才使用，其中 41% 的人将过滤水再煮沸，显示这 41% 的人对水的品质要求相当高，更有 15% 的民众只喝瓶装水。

1 煮沸的自来水

自来水是靠“氯”消毒的，自来水中的余氯，遇上管线中的有机物质，会产生二氯乙醇、三卤甲烷等致癌物质产生，也可能增加妇女产下畸形儿的机率。自来水煮沸后，建议再多煮几分钟再关火，可以使三卤甲烷挥发，最好这时将排油烟机或是窗户打开，以避免肺部吸入挥发出来的有害物质。家里的水塔要记得定期清洗，以及定期更换滤水器的滤心。

2 矿泉水

严格来说，应从地下深处自然涌出，未经人为加工，且未受污染，以及方圆 10 公里以内不能有导致水质污染的变因存在，经过检验合格才包装贩售。通常矿泉水含有较为丰富的矿物质，如人体所需的铁质、钙质、钠和镁等成分。不同矿泉水所含的矿物成分亦不尽相同，故每个品牌都有其独特的味道和口感，例如：有些矿泉水含钠盐量较多，味道就会比较咸。

相较于其他的水种，矿泉水确实含较多人体需要的矿物质，但只能从水分中摄取吗？不！人体需要的矿物质皆能在天然且均衡的食物中摄取。

3 RO 渗透水

属于纯水，透过半透膜技术将水中的杂质、矿物质、微量元素、病原菌及无机盐类去除。

4 蒸馏水

是指经过高温煮沸后，蒸发的水蒸气再经冷却所集结而成。在处理的过程中，水中的杂质、污染物、重金属以及矿物质等都会被分离，也是百分之百的纯水。

一般来说，医生并不建议长期只喝 RO 渗透水及蒸馏水等过于纯净之水，因为纯水在除去水中细菌、病毒、各种杂质的同时，也除去了对人体有益的微量元素，故缺乏维持人体机能运作所需的矿物质、微量元素及无机盐类，较不适合长期饮用。

5 电解水

电解水是利用电解方式，透过氧化还原的反应分离出碱性水和酸性水。在阳极会生成具氧化力之酸性水，阴极则生成具还原力之碱性水。水中的钙、镁、钠、钾等矿物质也多聚集在阴极的碱性水中。

碱性离子水主要为饮用、烹调、清洗蔬菜、植物浇灌等，有些人认为长期饮用可以中和身体的自由基，改变酸性体质等具有保健效果。而弱酸性离子水可当皮肤收敛剂使用，据称有美容效果，亦可用来杀菌消毒、清洁器皿、擦拭家俱。pH 值小于 2.5 之超酸性水则有杀菌功能。

但需要特别注意的是，若家中水的来源是地下水或泉水则不适合装设电解水机，因为这些水质当中可能会含有重金属等污染成分，电解后的水会集中在饮用碱性水当中，反而造成身体更大的伤害。

6 海洋深层水

一般定义为水深 200 公尺以下，阳光照射不到，具有低温、富营养、洁净、高矿质与成熟无机物之海水。由于无阳光照射，此深度之植物性浮游生物无法行光合作用及繁殖，病原菌稀少，水中富含微量元素与多种人体必需的矿物质，如钙、钾、镁等，据称与人体体液成分类似，容易吸收。另外，海洋深层水也常被应用在美容产品中，起到保湿的作用。

然而，这些机能水，究竟对人体的好处有多少，目前尚缺乏大量的医学实证，民众若要购买包装饮用水，也宜选择长期信誉良好的厂牌。另外，瓶装水若放置过久，或储存环境属于高温曝晒，塑胶瓶中的化学物质有可能部分融入水里，必须储存在阴凉的环境里。

Q5 怎么喝水才健康?

什么时间喝水才正确，这似乎是每个人都有的疑问。早上喝可以帮助排便？餐前不能喝水？睡前喝水隔天会水肿？以上这些问题都是真的吗？事实上，在不同的时间内喝水，好处也不尽相同。

1 清晨喝水

清晨是一天的开始，也是最应饮水的时间，因此早上起床后应立即补充 300 ～ 500c.c. 的开水，因为经过一整晚消化食物以及流汗、蒸发，使水分排出体外，会造成体内的水分减少，因此清晨补充水分，可帮助肠胃蠕动，以及减少便秘的问题。更重要的是，还能降低血液的黏稠度，促进血液循环，维持体液的平衡。

2 餐前喝水

午餐、晚餐前空腹应喝水，但不要一口气喝掉，要慢慢的一口一口喝，不要边吃边喝，才不会冲淡了消化液，反而阻碍消化作用。

3 睡前喝水

对于睡前喝水有两派的说法，其一派主张睡前不宜再喝水，因为可能会一直上厕所，影响夜间的睡眠品质，且若在白天已经补足一整天需要的水分，晚上应当就不会再口渴；另一派则主张睡前喝一杯水是有好处的，人体在睡眠的时候会自然发汗，在不知不觉中流失了水分及盐分，而睡眠的 8 小时内，身体无法补充水分，这就是为什么早晨起床会觉得口干舌燥的原因了。因此医生建议在睡前半小时要预先补充水分、电解质，让身体在睡眠中仍能维持平衡的状态，同时也能降低尿液浓度，防止结石的发生机率。综合不同说法，建议可在睡前 1 ～ 2 小时喝水，但不宜过量，睡眠的场所应当控制湿度及温度，避免太干燥或流太多的汗导致水分的缺乏。

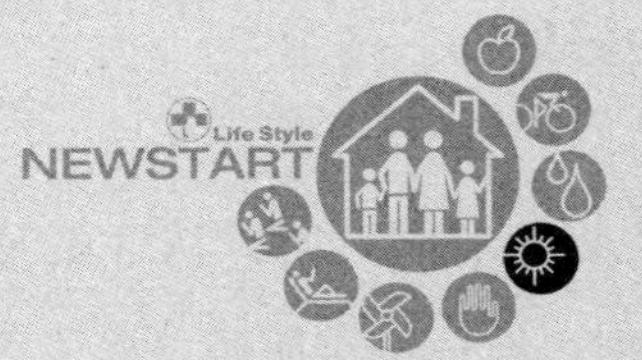

Sunlight 适度阳光

东方女性爱美白，所以往往不敢晒太阳；其实，只要不过度曝晒，做好防晒处理，阳光不但不可怕，还对人体有益。研究显示，每天照射阳光 15 分钟，就能得到充足的维生素 D。阳光也具有杀菌、抗病毒的能力，让身体产生抑制癌症的抗体；它还能减少血中胆固醇、降低血糖、增加红血球带氧的能力，并降低高血压、降低心律和强化心肌力量、促进肝功能运作与伤口愈合。另外，晒太阳更能带来好心情，因为阳光能刺激脑部产生多种荷尔蒙，对心理压力的抒解很有效。不妨选在紫外线指数较低的时间（如夏天的早晨或傍晚），到户外走走、运动一下，享受阳光的洗礼吧!

Q1 阳光具有意想不到的好处?

1 紫外线有消毒、杀菌的功能，所以居住的地方必须有充足的阳光照射，避免潮湿阴暗，滋生细菌。

2 阳光中的远红外线可帮助身体作深层按摩，促进血液循环。

3 适当晒太阳，使皮肤中的“7-脱氢胆固醇”，经紫外线照射转化成维生素 D_3，调节钙和磷的吸收，可预防骨质疏松。

4 适当的日晒可以协助改善干癣。

Q2 紫外线，真的不好吗?

紫外线是太阳辐射的一种。太阳放出不同能量或波长的辐射，有些是人眼可见，如彩虹的各种颜色，而紫外线由于其波长短于紫光，是人眼看不到的。紫外线又分为 UVA（Ultraviolet A）、UVB（Ultraviolet B）、UVC（Ultraviolet C）三类。由于所有 UVC 和部分 UVB 会被大气层所吸收，因此到达地面的紫外线大多是 UVA 和部分 UVB。在今日，太阳已被视为皮肤癌及皮肤老化的元凶，因此民众逐渐降低曝晒阳光的时间与机会，但是过度减少日晒，对身体健康的危害却更加严重!

到底紫外线是真的不好吗？其实不然，适当的紫外线照射可以诱导皮肤生成维生素 D_3。这种维生素对健康有积极正面的影响。它能控制钙的新陈代谢（这是维持生命正常运作的的关键物质，对骨骼生长和保持骨质密度都有重要作用）、免疫、促进细胞增殖和胰岛素分泌，保持血压正常，所以适量的照射反而是好的。

除此之外，紫外线亦可在医学上使用，例如：利用紫外线杀菌、消炎。通常利用短波长的紫外线（波长约在 250nm ～ 260nm），可以破坏染色体的特性，来消毒或杀菌；而部分饮用水，也可以利用紫外线来消毒。

但过度的曝晒于阳光底下，确实会对皮肤造成伤害。当过度曝晒，皮肤会变红，并有轻微刺痛，这种情形称为晒伤（Sunburn），之后皮肤变黑，即称为黑化（Suntan）。晒伤是皮肤细胞受到损伤的状态，为防止紫外线入侵体内，皮肤的黑色素细胞会产生黑色素以保护皮肤，所以曝晒之后皮肤会变黑。

紫外线会造成肌肤产生黑斑和皱纹。紫外线中的 UVA 会通过表皮层而到达真皮层，并造成真皮层中胶原蛋白和弹力蛋白的变性，这种变性通常不容易修复，其结果便是皱纹的产生。此外，皮肤在紫外线的侵袭下会制造黑色素，黑色素聚集后便会形成恼人的黑斑。紫外线也会让皮肤细胞变性产生皮肤癌，这也是为什么皮肤科医师会不断重申防晒的重要性。

Q3 防晒乳真正的功效？怎么使用才正确？

1 预防晒伤

适度的晒太阳可以促进身体健康，但过度的曝晒则会造成皮肤晒伤等不良的后果。阳光中的 UVB

是造成晒伤的主要原因，晒伤会引起皮肤急性红肿，严重则导致水泡形成。而当皮肤因为晒伤而造成严重发炎，甚至起水泡，就不是护肤品所能解决的，而须寻求医疗的协助。

2 防止老化

阳光是引起皮肤老化最直接的外部因素，会导致过早出现皱纹、色斑、皮肤粗糙等现象，防晒可以减缓这种由外部因素引起的老化。

3 防止晒黑

阳光中紫外线的 UVA 是引起皮肤变黑及老化的原因之一，所以选择防晒品时，UVA 防晒系数 PA（Protection Grade of UVA）的高低也相当重要。

4 物理防晒 VS. 化学防晒

许多人担心防晒乳太油、太干，为该用物理方法还是化学方法防晒而苦恼，担心防晒乳会让皮肤长痘痘，甚至担心防晒乳的成分会致癌等。防晒的目的是为了皮肤健康，所以选择防晒品时，不能只将重点放在防晒效果上，还要同时考虑对皮肤的安全性以及舒适性。

按防晒机制可分为物理性防晒、化学性防晒及混合型防晒。物理性防晒的主成分大部分为二氧化钛、氧化锆和氧化锌，可以反射或散射紫外线达到防晒的效果。

物理性防晒的主成分较不会和皮肤产生交互作用，对皮肤的刺激性较小，但通常质地偏厚重且油腻。化学性防晒则是以化学物质与表皮细胞结合后，来吸收紫外线或转化紫外线为无害的能量。因为单一成分对紫外线吸收的波长范围不足，一般产品通常内含数种化学成分，方能吸收多数伤害皮肤的紫外线。化学性防晒通常质地较清爽，但相对而言，这类防晒产品对皮肤的刺激性较大。

在防晒品的选择上必须根据本身的肤质以及季节、天气来决定，一般来说，夏天阳光猛烈，必须涂抹高系数防晒品才足够，在阳光比较不强的阴天、雨天或冬天，可以选择较低系数的防晒品。若是本身为敏感性肤质，建议选择纯物理性防晒品以避免皮肤过敏。在户外活动至少每 2 小时要补擦一次防晒品，若从事水上活动，上岸后要立即补擦。消费者可以先到百货专柜或药妆店试用，来选择最合乎自身需求的防晒品。

Q4 缺乏维生素 D，身体开始生病？

维生素 D 的主要生成是透过阳光曝晒后由身体自行合成而来，某些特定的食物中也可摄取维生素 D。近年来研究显示维生素 D 似乎和许多慢性病都有关联，包括：多发性硬化症、糖尿病、大肠癌、乳癌、前列腺癌等。

而维生素 D 亦可称作“钙质的搬运工”，最主要的功能，是调节钙和磷的吸收，促进骨骼的生长和重构。当我们充分摄取维生素 D 时，可以促进小肠壁吸收钙质，达到强化骨骼之目的。反之，若维生素 D 不足，纵使摄取再多的钙质，也无法被人体吸收。不只是佝偻症，其他如停经后妇女与老年人常发生的骨质疏松症或牙齿不好等情况，皆和维生素 D 不足有很大的关系，尤其小孩在骨骼与牙齿的生长发育上更不能缺乏。

因此，晒太阳是获取维生素 D_3 的简易方法，关于建议量方面，成人、青少年及小孩每日 5 微克，婴儿、孕妇、哺乳期妇女及老人则要增加为每日 10 微克。另外，某些食物如鱼肝油、蛋黄、肝脏等也含有维生素 D。但我们从食物或营养补充品中获得维生素 D 是未完全被活化的状态，在它完全具有活性之前，需先从肝及肾中转化。因此，若肝或肾有毛病的人，比较易患骨质疏松症。

一般来说，每天脸或手部裸露接受温和的日晒约 10 ～ 15 分钟，就足够合成一天所需的维生素 D。

Q5 光疗法可以改善高血压？

专家研究发现，日晒 10 分钟，可降低血压 6mmHg。这是因为太阳光的紫外线照射可使机体产生维生素 D_3，而维生素 D_3 与钙相互影响又能控制动脉血压，因此适当的日晒，确实有助于血压的下降。但若只靠日常生活饮食摄取，如鱼、蛋或添加维生素 D 的配方奶，仅能提供约 10% ～ 20%的维生素 D_3 需求量。

最近已有研究统整过去 20 年的实验，来探究非活性维生素 D 与动脉高血压的关系，并且皆有临床的数据可证实。一些研究也发现，血液中维生素 D 的浓度高低与血压有关，若缺乏维生素 D，有可能会增加心血管疾病的风险。证据还显示，续发性副甲状腺机能亢进与低血钙常见于维生素 D 缺乏的病患，间接地解释了缺乏维生素 D 的症状与高血压的关系。

总体而言，维生素 D 对于高血压病患有强烈证据证明它是有效的，此外，维生素 D 缺乏除了与心血管后遗症有关之外，也与自体免疫、神经系统、代谢以及感染性的疾病相关，另外还可能导致骨折。总之，维生素 D 具有多重健康效益，维生素 D 缺乏具有高盛行率，维生素 D 的补充是可以用简单、安全且不昂贵的方式获得。

Q6 食欲不振，晒太阳就会变好?

食欲不振在近年来已成为令人重视的一项问题，它虽不是疾病，但却会渐进造成体能一点一滴的流失，一旦体能变差，抵抗力也会减弱，身体开始容易受到病毒的侵犯，长久下来，许多隐藏式的疾病也可能逐渐显出，因此食欲不振的状况绝不容小觑。

为什么说常晒太阳，就能增进食欲呢？原因来自阳光中的紫外线进入人体内之后，会释放出一种活性物质，也就是我们熟悉的组织胺。组织胺能帮助小动脉和微血管管壁的扩张，且能增强血管的通透性，血压也就不易升高，同理，多晒太阳也能保护及帮助高血压患者稳定血压，甚至还可改善消化系统的微循环，促使血液循环通畅，并且具有增进胃液分泌的作用，刺激肠胃蠕动，自然食欲也就提高了。

因此，要改善食欲不振的情况，除了食用瓶瓶罐罐的营养补充品，更需要均衡饮食以及勤作日光浴，所以一刻也不要延迟，快去晒太阳吧!

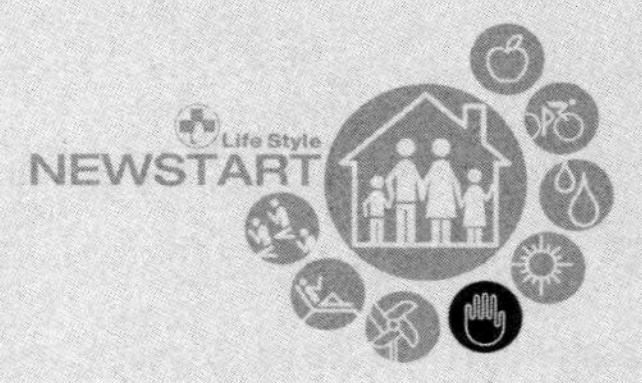

Temperance 节制生活

现代人总是成天喊着："忙！忙！忙！"所以习惯藉由烟、酒、咖啡因（茶或咖啡），以及上网来提神或抒解压力，有些人甚至以"酗"咖啡为乐，浑然不觉体内骨质已快速流失。对于这些已被医学研究指出有害的生活习惯，我们都应该尽量节制，若能戒除当然更好。除此之外，其他看起来有益的事物，例如饮食、视听、运动、工作、睡眠等也应该节制，否则还是有可能造成身体及心理的压力。

Q1 吸烟少活 14 年，更赔上一辈子的健康？

联合国推算，全球每年有 600 万人因为烟害而提早死亡，其中 60 万人是因二手烟而提早死亡，估计到以目前烟害防制的状态，到 2020 年全球每年会有将近 800 万人死于烟害。台湾目前每年约有 2 万人死于烟害，预估 20 年后将有 40 万人死于烟害。吸烟者平均比一般人减少 13 ～ 14 年的寿命，其主要死因，如癌症、心脏病、慢性阻塞性肺病、肺炎、流行性感冒、肺结核，都因为吸烟而导致病情恶化好几倍或几十倍。

吸烟导致的问题并非仅止于肺部，吸烟时吸入的有害物质从肺泡进入血管中，这使得血管发炎，血脂肪进入血管内皮下方，导致血管变窄。当血液循环不足时就会疼痛，且随着循环不足位置不同而有不同症状。例如，心脏血管变窄是心绞痛，只要出力或情绪激动时就会疼痛。吸烟导致血管发炎也使血小板活化，造成血管内的栓塞；当血块挡住心脏血管就是心肌梗塞，挡住脑血管就是脑中风，不仅自己生活受影响，甚至连累家人需要放弃工作来照顾。

吸烟对血管的影响很大，所以戒烟对疾病痊愈有很大的帮助。发现心肌梗塞后即刻戒烟，死亡率减少 46%，而用药物治疗只能降低死亡率 12% ～ 25%。

美国政府统计，室内禁烟减少40%心脏病发作，而关节手术前6～8周戒烟，伤口并发症从26%减到0%；全部并发症发生率也从45%减到10%。即使是皮肤切片的小手术，吸烟时伤口感染率大约20%～25%之间，戒烟4周后就剩下3%，戒烟8周后就不会感染。

吸烟与糖尿病也有相关，吸烟量越大，糖尿病风险越高。糖尿病患吸烟，除了更容易发生心脏病之外，也容易出现肾脏病变，需要长期洗肾。

母亲怀孕若吸烟，不但流产机会比一般人多出27%，同时也会增加胎儿罹患癌症的机率，且小孩日后行动及个性较容易异常。父母亲吸烟，则会增加孩童罹患气喘或肺气肿；且孩子吸了二手烟得到猝死症，比一般人高出2倍；而有抽烟的青少年以后长大成人，酗酒及吸毒的比例高于一般没有抽烟者。

大部分吸烟的人都想要戒烟，但自己尝试戒烟能超过24小时的机会只有1/3，自己戒烟能超过半年的不到5%。戒烟难以成功的原因是尼古丁有成瘾性，尼古丁会影响脑部的感觉，吸烟后马上会觉得心情比较平静，对于周遭事物的满足感提高，但这种现象导致脑部产生改变，只要不吸烟时会有不安或心烦。虽然这种心情不好是吸烟造成的，但只要吸烟就会暂时改善心情，很容易使得吸烟的人明知吸烟不好也很难戒除。找专业人员协助戒烟才容易成功，以台安医院为例，有烟瘾的人来戒烟门诊，半年后大约50% 仍维持不吸烟，远高于自己戒烟的成功率。

Q2 过度饮酒伤身体，不如不喝?

医生经常告诫病人需戒除酒，就算只是浅尝，长期下来也是害人不浅。酒会导致肝硬化、食道静脉曲张、胃食道逆流、酒精性肝炎、急性或慢性胰脏炎、破坏免疫系统、脑萎缩等。而且喝酒也会增加罹患爱滋病的机会，因为它会降低制造抗体的 B 淋巴细胞，导致感染。

另外，酒也会使血压升高，并使嘴唇、肝、乳房、直肠、细胞等产生病变，还有贫血、食道及胃的出血、影响维他命与矿物质的平衡等。

以性别来区分，妇女常喝酒会使得动情激素升高，甚至会增加经痛的严重度及延长经期的时间；对孕妇而言，酒会影响胎儿性器官发育，且产下的孩子有较高的同性恋倾向；而男性喝酒会对某些人造成睾丸萎缩、性功能障碍及乳房变大等问题。

一般人总认为喝酒对心脏好，据研究，法国人爱喝酒，但比美国人少罹患心脏病。其实，红葡萄汁与红酒对心脏的好处是一样的，因为重点在于红葡萄本身，因含有两种会减低血液凝固的抗氧化物质——槲皮素（quercetin）和芦丁（rutin，又称芸香素），所以想要保护心脏，只要喝红葡萄汁即可。

总之，健康掌握在自己的手中，在了解正确的健康观念后，更希望民众能奉行不辍，包括吃健康自然的素食、生活规律、常运动、戒除烟酒或不良恶习等，就能常保健康、发挥生命的潜能，实现自我及梦想。

Q3 上网不节制也是一种病?

随着电脑与网络的普及，加上网络工业的兴盛，网络成为生活中不可或缺的工具。尤其是对成长于E世代的青少年，网络游戏及其他网络活动也成为现代生活中重要的休闲娱乐。由于网络的吸引力，加上复杂的社会及家庭变迁因素，网络成瘾成为影响青少年健康重要的因素。一项针对南台湾青少年的调查发现，17%的青少年有网络成瘾的倾向，对青少年的身心健康造成严重的影响。“网络成瘾症”患者是指过度使用网络，因而导致影响正常生活的人。依据美国一份统计资料显示，如果一个人一个月上网时间超过144小时（平均1天约3～4小时），即可以被归类为有“网络成瘾”的迹象。

目前，医学界对网络沉溺症有何症状还意见分歧，但一般来说，归结出以下病征:

1 无法控制上网欲望。
2 不上网时总是魂不守舍或焦虑。

3 因上网造成其他方面关系恶化。
4 无法忍受没有网络的痛苦。
5 不管上网时间长短皆无法满足。

当然，不同的人沉溺于网络的方式也不一样，但就整体来说，出现网络成瘾的行为以男生多于女生。

对于已经出现网络成瘾的症状时，应通过一些正向的方式来改善这些不正常的行为，可参考以下简单的方式:

1 制定减少上网时间的目标

可以通过一些想象的方式来减缓对网络的依赖，例如上网的时间增加，会减少与伴侣或者与人相处的时间，最终可能造成未来没有感情的支持而觉得孤单等，要想抑制上网的时间，可以使用小册子将自己的上网时间与频率记录下来，每天结算离目标差距多少。

2 增加社交的机会

安排一些固定且较长期的旅游或者技艺课程，

旅游需要成群结伴以减少反悔的机会；课程则需要在最后的阶段有成果发表，来监督自己可能会懒惰的行为，如此一来，必可减少使用网络的时间。

但若网络成瘾的症状过于严重，例如会导致身心的忧郁及影响食欲等，则可寻求专家的意见。也特别建议 E 时代的父母，应该从小就注意网络时间的规划和限制，并培养健康良好的生活习惯及多元发展的兴趣与能力，降低孩子们对于网络及电脑的依赖性，让我们的下一代有一个健康快乐的成长环境。

Q4 儿童 3 岁前，养成规律的生活作息是节制的关键?

成人可以由“自制”来调整身心，达到促进健康的目标。然而，对于年龄较小的儿童，由于大脑神经连结尚未成熟，因此无法自己控制欲望。所以，更需要父母提供适当的引导，协助儿童发展出良好的节制能力，让孩子的身心发展可以更健康。

虽然孩子是父母掌心的宝贝，但父母要做的不是无条件的“付出”，而是要提供孩子适当的“引导”。对于3岁以前的孩子，父母最重要的工作，并非是促进智能、补充才艺、加强学习；反而是最基本的“生活作息”与“日常习惯”的养成。此时，孩子的神经系统尚未成熟，因此无法抵抗环境中过多的感觉刺激，因此很容易会因为环境变化而引发情绪反应。如果环境安静时，往往容易昏昏欲睡；如果环境吵杂时，往往变得蹦蹦跳跳。这并非是孩子故意捣蛋，而是孩子的中枢神经系统对于感觉刺激“筛选”的能力尚未成熟。因此，当外在刺激超过神经系统所能负荷时，就会出现过度兴奋或哭闹不止的情况。

此时，父母更应该提供规律的生活作息，养成固定的日常习惯，将可以降低孩子情绪行为的波动，并提供中枢神经系统最好的整合条件，这些正是孩子日后专心学习的关键。

1 专注力

“专注力”与“觉醒度”有密切的关连性，如果孩子的“觉醒度”能与参与的活动相配合时，就可以做出最恰当的“专注力”。“觉醒度”无论是“过高”或“过低”都会影响孩子学习上的“专注力”，而导致学习上的困扰。例如：在学习数学或工作时，觉醒度要保持适当，就可以表现良好。但相反地，如果不能相互配合时，往往就会出现不适当的行为。例如：在大家都要睡午觉时，觉醒度却保持高亢，往往就会出现讲话或聊天的干扰行为。协助孩子培养规律的生活作息表，让孩子学习何时必须保持清醒、何时保持安静，这正是培养孩子专注力的基本功。请不要将孩子的课程排得满满的，反而捣乱孩子的生活作息。

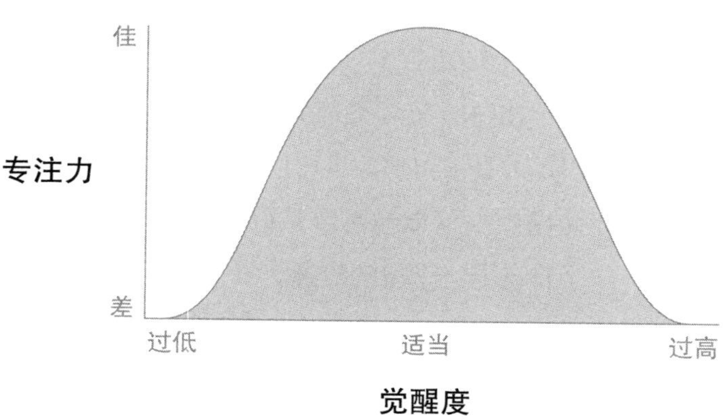

2 睡眠周期

睡眠对于儿童是非常重要的，通过休息的过程，可以让孩子重整一天的新事物。如果夜晚睡眠品质不佳，也会导致隔天无法专心学习的情况。当孩子起床后的两个小时，也就是“专注力”最好的时候，因此学校往往会在 9 ～ 10 点的时候，安排较需要思考与推理的科目。如果孩子总是晚睡晚起，当最需要专注思考时，仍然昏昏沉沉，当然就很难对于学习产生兴趣。

此外，即使是在周末，也要让孩子睡午觉。现在多以双薪家庭为主，许多父母为了弥补平时陪伴时间的不足，往往在周末会带孩子去玩，却忽略孩子已经养好规律的生活作息，而导致不必要的亲子冲突。如果孩子错过睡午觉的时间，等到下午 5 点时，会因为体力透支而无理取闹。请记住，孩子需要你的引导，适时的帮孩子规划，获得充分休息，而不是让孩子尽兴的游玩，这才是父母最需要做的事。

3 饮食控制

清晨喝一杯咖啡，是成人调整精神的方式，甚至是一种生活的品味。对于孩子而言，“咖啡因”会导致过度的刺激，反而让孩子出现过度兴奋，甚至会搞乱生活作息。因此，孩子必须要尽量避免摄取含有“咖啡因”的食物，包含咖啡、茶、可乐等。但是父母容易忽略的是“巧克力”，虽然里面“咖啡因”含量较低，但也足以让孩子蹦蹦跳上1～2个小时。虽然对大人而言，“巧克力”不仅是一种零食，更是代表爱情的象征，但是请不要使用“巧克力”作为孩子的奖励品。

4 运动习惯

“运动”对于儿童而言，并非是单纯地消耗过多的体力，而是协助孩子认识自己身体的历程。孩子必须要经由“游戏”与“运动”之间，反复操作与修正自己的肢体动作，逐渐地学习如何适当地控制动作，进而发展出身体概念。

假设要学习一个新的舞蹈时，可以直接“看”示范，就可以做出正确的动作，而不需要反复查看自己的手脚位置，就是“身体概念”的功效。如果孩子没有足够的练习机会，就会容易在学习新活动时，变得拖拖拉拉。

由于都市生活形态的改变，孩子活动空间也受到压缩，加上双薪家庭的结构，更使得孩子减少运动的机会。当我们安排大量“静态”的才艺活动，增加孩子的认知技巧的同时，请千万不要忽略“动态”体能活动的重要性。如果孩子在“大脑认知”与“手脚操作”之间的落差过大，反而会让孩子感到挫折，而不是快乐！

请帮孩子们养成每周三次，每次半小时至1小时的运动时间，这并不仅仅是“游戏”，更是孩子在发展能力时的“必修学分”。从小帮孩子培养出良好的运动习惯，对孩子在健康与学习上都会有极为明显的助益。

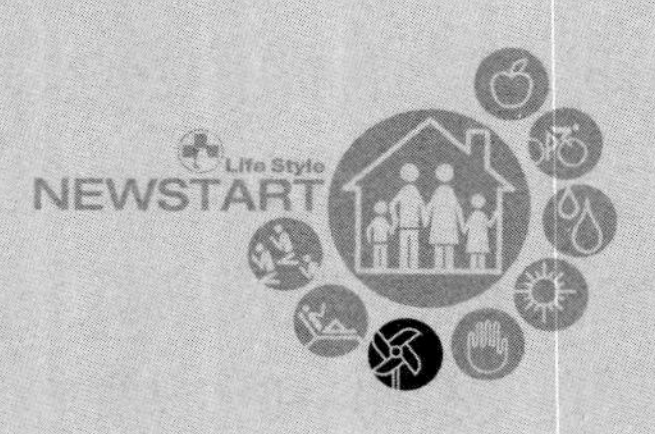

Air 清新空气

城市不但生活节奏紧凑，空气污染也很严重，甚至是造成地球持续暖化的主因，所以许多现代文明病都因此接踵而来，例如：呼吸道的敏感、退伍军人症等，想要拥有好空气真的不容易！

因此，利用闲暇时间到大自然走走，呼吸有负离子的新鲜空气，对现代人来说非常必要。负离子可说是“空气中的维生素”，对人体有净化血液、活化细胞、增强免疫力、调整自律神经等好处。多呼吸新鲜空气，会让身体和心情都变好，减压效果一级棒！所以啦～假日别再闷在家里看电视了，到郊外瀑布、溪流、森林或山谷间走走吧！

Q1 空气被污染，健康也被污染?

空气污染不限于室外，室内的空气也会受污染。室内空气污染，是指在密闭空间中分布着对人体健康有影响的有害物质。一般常见室内空气污染来源，可能包括抽烟、燃香、食物烹食、使用不同类型燃料之暖炉与火炉、清洗频率不足的空调系统及冷暖气、家具与装潢所使用的材质、塑胶物质、喷雾型的杀虫剂与清洁剂、芳香剂、油漆、地毯、影印机等。更可怕的是室内空气污染可能引发的人体伤害，包括：癌症、喉咙干燥、鼻部刺痒、咽喉痛及气管灼热感、慢性呼吸道疾病、心脏血管病变、发育障碍、生殖毒性等。

空气污染可严重影响个人健康、生态系统和社会。特别令人担心的是个人健康的部分，像是二氧化硫、二氧化氮等气体和悬浮粒子会造成呼吸系统以及眼睛的不适，高浓度时可引发心脏病及呼吸系统疾病。一氧化碳与身体血红蛋白结合，形成不易分解的碳氧血红蛋白，影响血液运送氧气的能力。铅会影响人的神经系统，令儿童智力发育迟缓。碳氢化合物，尤其是多环芳香烃化合物可致癌。氟氯碳化物会破坏臭氧层，导致更多紫外线抵达地面，增加患癌的机会。空气中的烟尘使气喘患者发作的频率升高，使腹中胎儿出生后畸型的机率上升，也可能影响生殖系统，导致人类生育能力下降。世界卫生组织估计，每年空气污染造成大约 200 万人早死。

Q2 你缺氧吗？小心慢性缺氧症候群上身！

近年来，由于科技快速的进步，也造成了空气混浊、环境污染严重，再加上现代人工作压力庞大与紧张的生活形态，慢性缺氧的问题已普遍存在于每个人身上。而“慢性缺氧症候群”最大的表征就是易感疲劳、腰酸背痛、想睡觉，或工作一整天后感到头昏脑胀、无法思考，甚至头痛、眼睛不舒服等现象。然而，长期缺氧可能引发的症状很多，包括手麻、皮肤缺乏光泽、头昏、眼花、无力、创造力降低、思考能力变差等，这些现象都容易让人轻忽，或者误以为其他病症，因此经常无法对症下药，这些令人不适的情况也始终无法改善，说穿了，其实就是慢性缺氧的问题！

现代人罹患慢性缺氧症候群，还有一个主要的原因就是精神压力，人体在压力过大时，耗氧量是静止时的2～3倍，如果供氧量不足就会缺氧，甚至影响呼吸系统，更降低身体氧气供给机能。然而，不良的饮食及运动习惯也会导致身体缺氧，饮食过量或吃太多人工调味剂等对健康有害的物质，人体就需要耗费更多氧气以制造能量，代谢有害或多余的物质。还有缺乏运动使心肺功能下降，也会降低人体吸收氧气的能力，使血液循环变差，身体组织获得氧气的速度也会变慢。另外，生病或身体老化也会影响人体吸收与运送氧气的功能，而出现缺氧的状况。要改善缺氧的问题，可采用下列方式：

❶先改善室内的空气

首要保持空气流通，若室内空气长期处于不流通状态，就容易潮湿、混浊，甚至孳生尘螨，因此开窗通风非常重要。

2 种植植物

在室内种植物是净化空气、增加供氧量的好方法，有些植物还能黏附灰尘，或吸收空气中的有机挥发物质。然而，该如何挑选适合于室内栽种的植栽？可选择叶面大、叶面皱折多、叶片表面不平、多绒毛，且能分泌黏性物质的植物，例如：非洲堇、铁十字秋海棠、皱叶椒草、薜荔等，但也需要定期的清理叶面的脏污，才能保持最佳的功效。特别提醒，一般植物在夜里会释放二氧化碳，因此盆栽应避免摆在卧室。

3 腹式呼吸法

可增加身体氧气摄取量。许多研究显示可增加呼吸的效率、刺激副交感神经、缓和心跳、增强呼吸效率。日常生活中，我们运用胸腔吸气，若再加上腹式呼吸，将横隔膜下压后，以增加胸腔空间，连带牵动肺部扩大，可将氧气的摄取量提高 10%。但值得注意的是，应在干净空气处采用，空气污浊时勿用，否则会吸入更多的脏空气。

Q3 空气清净机真的有效吗？

在密闭建筑空间里，容易引发各种呼吸系统与过敏疾病，更会直接影响居家品质与工作效率，所以维持纯净的室内空气品质就更显重要。台湾许多人深受过敏之苦，而空气中的污染物，如挥发性化学物质、灰尘、霉菌、病毒等，最有可能诱发过敏疾病之一。因此，若未能维持良好的生活习惯及室内空气品质，对于过敏性患者以及长时间待在室内的儿童、孕妇、老人会有很大的影响，例如：皮肤红肿发痒、打喷嚏、咳嗽、流鼻水、眼睛红肿等症状，如果严重，甚至会使气喘、鼻窦炎的机率大增。

综观坊间所有的空气清净机，或是带有清净效果的冷气机、空调设备等，其中为了能达到清净空气的效果，所使用的核心元件不外乎滤网、滤纸、“高效率排放空气”（HEPA, High Efficiency Particulate Air）滤纸、光触媒、紫外线杀菌光、臭氧、负离子、二氧化钛，或是化学药剂，当然这些东西对于除菌（杀菌大多是做不到的）、去味、除臭、降低灰尘等效果是有一定的帮助，但这是建立在勤换耗材、特定环境和时间的限制，以及大功率耗电的基础之上，其实就某种意义上而言，更造成了经济以及环保上的负担。但为了在空气恶化的世界中寻找更干净、清新的空气，添购一台空气清静机也是有必要的。

Q4 负离子对健康带来多大的好处？

广西省巴马长寿村的居民健康且长寿的秘密，除了简单的生活、天然洁净的饮用水等因素之外，更重要的，就是当地空气中的负离子含量每立方公分高达 20000 个之多，因此，该村居民年龄最高的活到 140 余岁。相对的，目前都市家庭或办公室里，每立方公分空气中负离子的含量则仅有 80 个，而正离子则高达 1200 个之多，难怪都市民众多有焦躁、头痛、气喘、失眠、过敏等症状。

负离子是空气中的维他命，是自然界中主宰人类健康的微粒分子元素，也是健康生命中不可或缺的一种自然界物质，负离子的来源是藉由高压放电，即电子和空气中的分子碰撞，而负离子本身是一个带负电荷的离子，无色无味，具有减轻疲劳、缓和压力、促进美容、新陈代谢、净化血液等效果。

空气中的负离子量与人体健康有很大的关联性，而维持人体精神安定所必需的负离子个数在每 c.c. 空气中最少要 700 ～ 1000 个。空气中负离子对人体健康具有帮助睡眠、镇静、镇痛止咳、增进食欲、刺激末稍血管扩张、促进血液循环、帮助肠胃运动、增进消化、减少老化及净化空气等作用。

近年来随着工业化的快速发展，石化燃料、电气用品与水泥建筑物的大量使用，导致环境中的负离子普遍不足，尤其是被称为不健康的水泥建筑物，会释放氡气等有毒气体，危害人体健康。

负离子对人体的影响，目前已广受医学界的肯定。综合各方说法，一般相信负离子的保健功能具有四个基本要项：

❶具有净化血液的作用

体内负离子增加时，血液中的钙、钠会加速离子化，使血液呈弱碱性（PH 值在 7.4±0.05），因此血液得到净化效果。

❷具有活化细胞的作用

体内的负离子增加时，不但新陈代谢会趋于正常，同时细胞功能也会明显增强，营养容易吸收，老化的废弃物容易排出。

❸具有增强抵抗力

当负离子增加时，血液中的免疫球蛋白也会增加，而免疫球蛋白的增加，可以增强人体对疾病的抵抗力。

❹具有调整自律神经的作用

人体绝大多数的器官都受到交感神经与副交感神经的控制，从心脏的功能、血管的收缩、瞳孔的扩张、胃肠的运作等，都受到交感神经与副交感神经的影响；当交感神经过于旺盛时，这些功能就趋于紧张，副交感神经过于旺盛时，上述的作用则趋于松弛。由于现代人大都受制于日常压力过大影响，使得交感神经过度活跃，而负离子具有增加 α 波的功能，α 波可抑制交感神经、刺激副交感神经的作用，因此负离子被视为具有调整自律神经的功能。

Q5 芬多精让身体充满正面能量?

芬多精（Phytoncide）可体现“植物的防卫能力”。芬多精存在于植物的根茎叶中，充斥于森林之中，不同的树木会有不同的气味和安定的成分，如针叶林是“柠檬烯”、阔叶林则是“芳樟醇”，所以我们行走于间，无形中也享受了森林芬多精浴。通过呼吸、皮肤接触，也得到了这些空气维他命，而且芬多精对中枢神经系统有相当大的影响，具有安眠、抗焦虑及镇痛的功效。

芬多精在生理上，除了第一道的病虫防护外，对呼吸系统有相当好的帮助，因为它能降低空气里的尘螨，让呼吸系统零负担，间接也能对身体的循环系统、内分泌系统（防御系统）有相当的协助。

在心理上，芬多精的气味也代表了与大自然的联系，久居都会区的人来到乡间森林，深呼吸一口气，会觉得自己更清新、更充满能量，对人的精神提振、心情改善，特别是郁闷也会缓解许多。

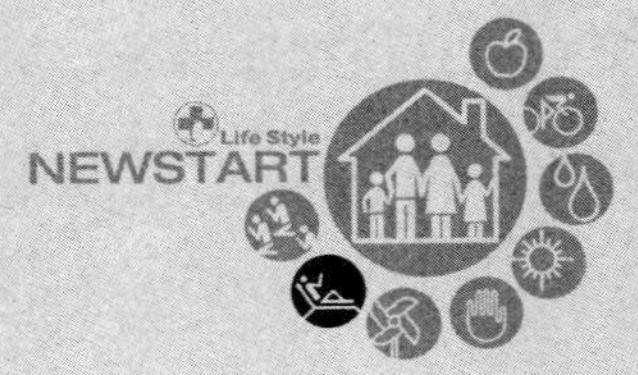

Rest 身心休息

近年来，“过劳死”的新闻经常出现，虽然这种猝死看起来非常可怕，却也提醒大家休息的重要性。一天的睡眠时间，至少需要7～8小时，而且应在午夜前就寝，且要有深层睡眠的良好品质，大脑才能得到彻底的休养。除了睡觉外，静思、听音乐、绘画、园艺、看书、郊游、与宠物玩耍等都算休息，每天请多利用零碎时间，从事这类有益活动；如果能每周抽出一天时间，远离繁重工作与生活，从事这类活动，更能让身心完全放松。

Q1 晚上12点前不睡觉有碍健康？

生长激素是在人体所分泌的重要的荷尔蒙之一，

不只帮助孩子的身体及脑部的发育，也对成人的健康有很大的作用，它能刺激身体细胞再生、活化，也会提高我们对病毒的免疫及抵抗力，然而生长激素只有在进入熟睡状态（深层睡眠）时，才会全部分泌出来（约莫15分钟后）。

如果凌晨才睡或熬夜的隔天，身体会产生疲劳或皮肤不佳等状况，这都是因为生长激素减少的关系，让身体无法有效的恢复，以致出现一些警讯的表现。因此，要记住凌晨三点后的睡眠就会切换至浅层睡眠，若超过晚上12点才睡，会因为深层睡眠的时间不足而减少生长激素的分泌。所以，为了美容及健康，最好在晚上12点前上床，才能真正帮助身体的修复。

Q2 还在熬夜吗？小心变成大胖子！

想要减肥，大部分的概念就是少吃多动，但根据近年来的研究报告显示，少吃多动已经无法消除全部的脂肪，还需适当的减压以及保有充足的睡眠。

为什么充足的睡眠可以帮助减肥？原因来自熬夜时，身体会分泌一种“瘦体素”。这是一种从脂肪组织释出的蛋白质激素，会对大脑发出讯号，影响体重与新陈代谢的调节机制。

如果身体的脂肪量增加，瘦体素的分泌量也会跟着增加。在睡觉时，随着瘦体素浓度的上升，会发出讯号给大脑表示已有充足的能量，所以就不会感到饥饿或需要燃烧热量。若睡眠不足而导致体内瘦体素过少时，即使不需要进食，大脑仍会送出缺乏能量的讯号。将摄取的热量以脂肪的形式储存，以备未来不时之需。所以睡眠不足或减少可能会导致持续的饥饿感，及整体新陈代谢活动的降低。

另一个关键的因素是“荷尔蒙”。饥饿素是由胃部在饥饿时所分泌来帮助提升食欲的。饥饿素刚好与瘦体素相反，它会传达给大脑需要进食的讯息，还有什么时候要停止燃烧热量，或者将热量以脂肪的形式储存。睡眠不足的人体内会存在过多的饥饿素，让身体误以为饥饿及需要摄取更多热量，同时因为身体以为能量不足，也会停止燃烧身体内的热量。

Q3 做伸展操，入睡更容易？

现代人睡眠品质普遍不佳，甚至有时候明明很累，躺在床上却睡不着，进而造成精神紧绷，这个时候不妨起床，做伸展运动，反而有助于入眠喔！

伸展动作顾名思义就是伸展连结肌肉的肌腱动作，如颈部定点环绕的动作、手臂合十向前或向后伸展胸部的动作，以及单手高举往斜上延伸的躯干伸展等，都是简单适合于睡眠前的伸展运动，能提升副交感神经的机能，放松心情，就能帮助入睡了。

一般来说，没有特定哪一种伸展动作比较好，只要身体感觉舒服即可，每个伸展动作约停留 10 ～ 15 秒，反复 2 ～ 3 次，最重要的是要配合呼吸，用力的时候吐气，最重要的是，别让自己感觉疼痛。

最后建议最合适运动的时间，是在洗完澡后睡前的 2 小时，做几个简单的伸展动作，让自己身心处于最放松的状态，自然而然就会容易入眠了。

Q4 该睡几个小时才健康？

根据统计，死亡率最低的睡眠长度为七个小时，但仍然会有一小部分的人因为体质的关系只需要较少的睡眠时间，但绝大部分的人是需要有足够的睡眠，才有足够的体力应付生活所需。

有一个方法来调查最适合自己的睡眠长度，就是连续5天尽情的睡到自然醒的状态，先消除体内累积的睡眠不足的影响后，然后再计算睡到自然醒的时间，就是自己所需要的最佳睡眠时间！但若已经累积一段长期的睡眠负债，就算是狂睡个几天也很难立即恢复以往的健康。

一旦掌握自己的睡眠时间，就能妥善运用，而不会总是困惑到底要睡几小时才够？或是为什么总是睡不饱？

Q5 午睡 15 分钟，下午工作精力充沛？

因为工作形态的关系，若中午没有小憩，往往下午工作都无法集中精神。因此解决此问题的最好方法，只要中午小睡 15 分钟就有很大的帮助。

很多人会质疑，如果多睡一点不会反而精神更好吗？因为我们开始入睡时，一般约莫过 15 分钟后，就会通过昏昏沉沉的阶段，开始进入熟睡的深层非快速动眼期，直到下一次易醒的时间约两个小时，因此睡太久反而不易醒，而且醒来后脑袋会出现短暂的空白，也会影响晚上的睡眠周期。所以午觉最好控制在 15 分钟上下，也就是在进入熟睡前醒来，就能消除大脑工作一整个早上的疲劳，提供充沛的活力工作到黄昏。

但这是一个平均的数值，每一个人因体质有不同的区别，因此当成基准参考即可。可以将时钟放在明显的地方，观察自己可以舒畅起床的时间，就能知道午觉需要睡多久。

Q6 睡得好，就能远离高血压、心脏病?

为什么会说睡得好就能远离高血压？其实是来自于自律神经的变化！自律神经分为交感神经和副交感神经，而交感神经负责心跳加速、血压上升、呼吸变快、体温增高；副交感神经则是负责让身体放松休息、保存体力以及启动睡眠等，因此若晚上睡眠时醒来无数次，血压就会因为交感神经的作用而上升。

因此若一整晚都是浅眠，并且容易在夜间睡眠时经常醒来，那就会让原本应以副交感神经为优先的睡眠期，反而处于交感神经而变得亢奋、紧张的状态，最终血压会因为交感神经的作用而上升。更可怕的是高血压与心脏衰竭有连带关系，高血压会造成动脉硬化，引起心绞痛或者心肌梗塞等疾病发生，因此一旦睡不好，疾病与病痛就会悄悄地找上身！

Trust 信靠

“信靠”是人出生时第一种学习到求生本能，信任可靠的对象，是力量和支持的来源。基督教圣经提到：“你们要专心仰赖耶和华，不要依靠自己的聪明，在你一切所行的事上都要认定他，他必指引你走的路。”（箴言 3：5-6）

NEWSTART® 健康生活方式有了信靠才能持久，灵智体都要健康，缺少平安和喜乐更容易生病，美国公共卫生研究显示发现，有宗教信仰的人比较健康长寿，常祷告的人也比较健康，并较能面对压力，因为有来自于灵里的依靠，和学会将重担交付给神，在生命的终点时也很安祥平安，因他有盼望，不会恐惧害怕。

Q1 为何我们需要信靠？

人在犯罪后带来许多后遗症，包括疾病、退化、老化。心灵也产生许多问题，有压力、担忧、恐惧等。在顺境时或许不会觉得自信，一旦问题产生，就显得很软弱。多数时候，我们会用许多科学、医学、心理学等人为方式来处理各种需要与问题，也有一定程度的效果，但终究也会面临任何人都无法处理的事情！就如父母对于子女一般，无论顺境或逆境，孩子都需要父母的爱与支持协助。

创造主维持万物的生生不息，多数时候我们认为这是一种“自然现象”，意思是“本来就应该如此的（理所当然的）”。我们都知道今天所处的环境带来的服务都是“有价的”，没有偶然，没有白吃的午餐。而这个世界的每一细节的维持都要一种“能”与“律”才能进行，这是神在背后有能力与智慧的支撑。不论信也好，不信也好，我们身体发肤，以致于身外万物，都得由造物者无条件的扶持才得以生存不息，使我们赖以维生。

一位叛逆的孩子，生活所需皆由父母而来，但父母的心却被孩子伤害！人不尊崇造物主也是如此！然而随时回头的子女，总会发现父母从不拒绝。我们若愿意顺服信靠他，他绝对靠得住，不致失望！

Q2 有无信仰对我们的生活有影响吗？

1 信仰使人谦卑、知理

知道尊敬造物者，人有敬天之心，处事有所分寸，待人有所进退。追求真理知识是人本性之一，神启示真理，人才得知谁造了世界，此生的目的及意义、如何生活、罪的真相、永生盼望的意思与路径等。这些认知让人造就正确价值观，知所本末。

2 信仰使人行义、得力

在众说纷纭，似是而非的世界里，我们的判断需要被指引，正义需要被维持，抉择需要有智慧。人的智慧、毅力、能力都有限，达不到理想。造物者要助人一臂之力，使人拒绝试探，有所节制，达到理想，分辨好坏，使人对生命有真实的满足。在信仰里，必有盼望。人生旅途中，信靠得以刚强产生信心。

Q3 健康与信仰有何关系?

西方医学做了许多有关心灵信仰对疾病帮助的研究，美国有2/3的医学院开设心灵医学的课程。因为多数人在疾病痛苦中，仍然需要藉由信仰使心灵更平静，对病况有帮助。

人体内的自愈力与复杂系统的密切作用都是非常奇妙的！T细胞如何能在60兆细胞中找到并消灭病变癌化细胞？科学家也无解称奇！造物主以无条件的爱，使人在充满爱中被接纳，这是最大的治愈力。

缺乏信仰的人或许会健康，但是藉由信仰所产生的信心，已在许多临床医学都证实对病况很有帮助，并且可以使人获得更好的慰藉！基督教也强调："喜乐的心乃是良药；忧伤的灵使骨枯干。"（箴言17：22）良好的健康，不是偶然就有的，而是用规律的生活与和谐的生活建立的；相对地，疾病也不是没有起因，忧郁、错误的饮食、欠缺休息与运动等不良习惯，都会为疾病滋生准备了温床。因此，除非用规律、节制的生活来调整，否则期待远离疾病永远只是梦想！

现在，你不需要昂贵的减肥药物或健康食品，NEWSTART® 就能带给你身、心、灵全面的健康管理，它们贴近自然，也简明易懂，只要你能下定决心，改变原有的不良行为，遵循这八大健康生活原则过生活，减肥一定事半功倍，更能赢得一生的健康。

参考资料

水：陈仁仲，量身订做健康好水。晨星出版，2012。

阳光：

1.Flojaune Griffin, Mary Fran R. Sowers, Crystal A. Gadegbeku. Vitamin D deficiency in younger women is associated with increased risk of high blood pressure in mid-life; American Heart Association's 63rd High Blood Pressure Research Conference.

2. 郑世平等，肾性副甲状腺机能亢进的机转与治疗，内科学志：2009；20：30-35。

3. 庄家如，洗肾患者发生血管硬化的相关危险因子之探讨，弘光科技大学营养医学研究所硕士论文，2007。

4. 安德烈·莫瑞兹着，靳培德译。神奇的阳光疗愈力，原水文化，2011。

节制：

1. 王智弘（民 89 年 11 月）。网际网络对助人专业带来的契机与挑战。2000 咨商专业发展学术研讨会。台北市，台湾师范大学。取自 http://www.heart.net.tw/wang/paper-new/paper2000b02.shtml

2. 柯志鸿（民 95 年 10 月）如何预防 e 世代网络成瘾？高医医讯月刊第二十六卷第五期。取自 http://www.kmuh.org.tw/www/kmcj/data/9510/10.htm

3. 刘于华（94 年 6 月）迷网？迷惘？虚拟世界的吸引力。台北市政府卫生局社区心理卫生中心。取自 http://www.doctor.com.tw/article.asp?channelid=M52&serial=555

空气：

1. 呼吸好空气，身体好健康。行政院卫生署健康九九网站（100 年 10 月）取自 http://health99.doh.gov.tw/Article/ArticleDetail.aspx?TopIcNo=712&DS=1-life

2. 空气清净机过滤及除菌之方法。取自 http://www.lightkiller.com/home-7.htm

3. 创意力编辑组。空气品质与健康，创意力，1997。

4. 负离子究竟对人体有什么好处？ 2010 取自 http://blog.nownews.com/article.php?bid=14144&tid=685698#ixzz2AfmvHTQqhhttp://www.uho.com.tw/rorw.asp?year=2009&mon=4&id=232

休息：宫崎总一郎着，刘锦秀译。修复身体的黄金 7 小时，大是文化，2012。

4 学员见证

观念对了，获得健康好轻松！

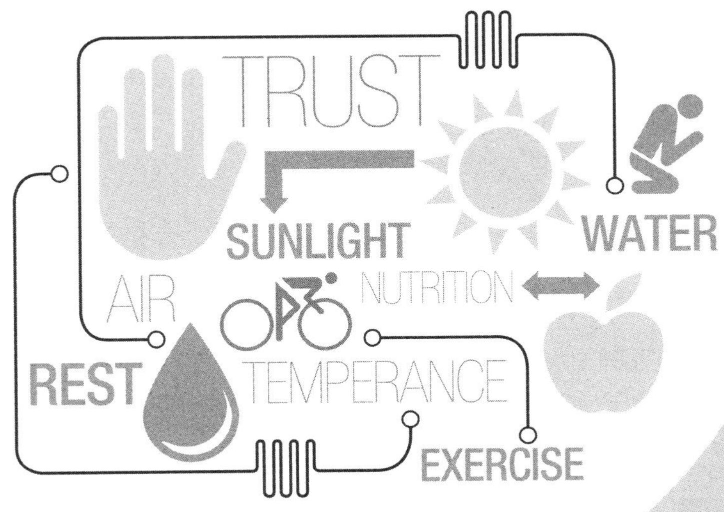

感谢老天爷，心血管不塞了！

罗尹琀

我身高160公分、体重50.4公斤，担任总经理一职，工作繁忙应酬多，导致40几岁就心血管阻塞而装支架，后来颈动脉又阻塞、血压飙高。服用8种药物，副作用是导致失眠、头痛、走路无力等，经由朋友介绍参加新起点13天课程，连续参加3次后，健康获得改善。98年至今，每天实践新起点八大健康生活原则，让我了解到“人赚得全世界，赔上自己的生命（健康）又有何益处？”人要先有健康，才会有财富。

连续参加3个梯次后的改善数据

	参加前	参加后	正常值
药物	8种	1种抗凝血	
血压	160/110	120/68	130/80
胆固醇	185mg/dl	126mg/dl	150-220
三酸甘油脂	342mg/dl	108mg/dl	20-200
尿酸	9.7mg/dl	7.5mg/dl	2.6-8.0
体重	50.4kg	47.8kg	

吃得饱饱又可减重 20 公斤

宋玉梅

我不注重健康，退休后学会使用“非死不可”（Facebook），每天与电脑为挚友，熬夜吃点心，日夜颠倒，体重逐渐增加，一路飙到 105 公斤， 2010 年经好友鼓励参加新起点 13 天课程，通过专业团队授课，在自然群山环绕间养生，实际生活操练，饮食调整、运动、心灵放松、团队激励等。在 6 个月内减了 20 公斤，我变年轻了，慢性病也获得改善。享受减肥，不须挨饿又能减重，真棒!

参加新起点 13 天课程后的改善数据

	参加前	参加后	正常值
血压	150/86	124/70	130/80
胆固醇	151mg/dl	146mg/dl	150-220
三酸甘油脂	101mg/dl	99mg/dl	20-200
尿酸	5.6mg/dl	5.5mg/dl	2.6-8.0
体重	103.2kg	97.9kg	

医师体验健康新起点

陈良南

我身高172公分，体重75公斤，BMI25，健康开始亮黄灯，血糖高、胆固醇高、三酸甘油脂高、低密度胆固醇高等。行医30年，平时涉略保健医学并取得台湾老年专科医师资格，但上了台安NEWSTART®课程，深切体认新起点自然健康养生方式，样样都具有医学根据。又辅以烹饪课、落实天然健康素食的实际操作。依据个人身高、体重，营养师分析每人所需的热量及三餐营养份量量身订作，透过13天课程，我的健康获得改善，对人生体验层次大幅崭新提升。新起点团队很温馨，希望大家来新起点获得健康！

参加新起点13天课程后的改善数据

项目	参加前测	参加后测	正常值
肌酸肝	1.62	0.99	0.6-1.5
尿酸	8.7	7.8	2.6-8.0
胆固醇	344	168	120-200
三酸甘油脂	316	72	20-200
低密度胆固醇	197	92	120
饭前血糖	137	85	70-110
体重	75kg	71kg	

千真万确的真实见证

谢文亦

我是参加2002年第117期台安医院在南投举办新起点健康生活计划的学员，在这里学习到找回健康的方法。在这之前，吃香喝辣百无禁忌样样来，总认为药物就是维持我生命的秘诀。但我发现我的方向错了，现在才了解，新起点的八大健康生活原则，才是维持我生命的守则。

我本身有糖尿病，高血压，去年在香港旅行时突然中风了，神的恩手救回我的性命，经过手术装设3支支架，但还有一条阻塞50%的血管，预计5月装支架，为了活下去，每天都要服用10几种药物来控制病情。我的家人很心疼我，旌旗教会的弟兄姐妹得知有新起点这活动时，鼓励我去参加，但当时就是固执不愿意去，但我要跟您说，我真的来对了！

以前我服用药物来维系生命时，健康数据是，饭前血糖130-140mg/dl，饭后血糖170-190 mg/dl，血压（收缩压）150-160mmHg，体重74kg，自新起点课程结业回家后，我照着八大健康生活原则持续2个月后，血糖及血压数值都反转为正常，体重也降了8.3公斤，神奇的是，我没有靠任何药物，靠的是运动、水、新起点的饮食调理及来自主喜乐的心情，回医院复诊时，医生也啧啧称奇，预计装支架的血管，现在也不需要装设，药物调整为只需服用抗凝血类的就可以了。感谢主，荣耀归给主，哈利路亚。

现在，我秉持着早晚各散步1小时（因行动不便无法快走），约有3～4公里，喝水量一天约2000c.c.，每天保持喜乐的心情，节制饮食，若外出则自备简单的水煮菜2种，全麦面包或馒头1种，朋友宴客时，自备一杯水（过油），并选择对的食物（蔬菜），绝不吃肉。

新起点真的很奇妙，在上帝的看顾下，我找回从前的健康，感谢上帝，让我有重生的机会，太太小孩在我身上看到奇迹，也来参加新起点及改变饮食，奉劝所有的人，您若想要健康，请来参加新起点，不要等到有疾病才来。

“生命”是上帝给我最好的礼物，“生活”是我现在要给上帝最好的礼物。幸福就是你的生命，因为有神的爱与恩典，每一天都活得健康快乐。

参加新起点13天及2个月后的改善数据

项目	参加前	参加后	2个月后	正常值
体重	71.8	68.65	63.5	
血压	110/74（有服药）	120/73（没服药）	110/70	<130/80
血糖	119（有服药）	93（没服药）	90	70-100
药物	10几种		1种抗凝血	

5 你最想知道的30个NEWSTART®生活疑问

观念对了，获得健康好轻松！

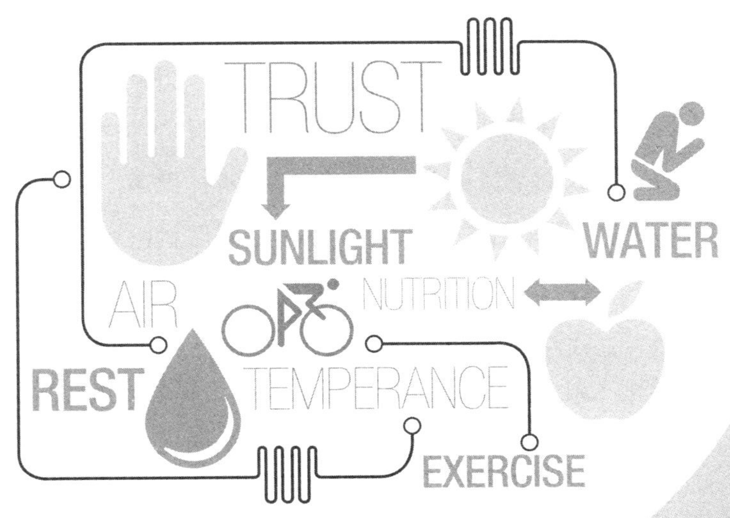

台湾行政院卫生福利部国民健康署指出：“错误的饮食、生活形态是造成疾病的主要原因。”但许多人对于如何重建自己的健康，多存在饮食调整及配合运动等片面的认知下，观念无法彻底全面翻转，甚至觉得 NEWSTART® 推动的健康饮食原则，仍存有诸多的疑问，我们特别整理以下 30 个问题，来解答您的疑惑。

Q1 长期吃素会影响孩子的生长发育吗？

不会！美国营养学会指出：2009 年 7 月份学会期刊刊载对“适当素食饮食计划”的官方立场：妥善规划全素或纯素，不仅有益身体健康，提供充足的营养，更能有效预防和治疗心脏病，肥胖症、糖尿病等慢性疾病和癌症，多样均衡的素食饮食适合人生各个阶段，包括怀孕、哺乳、婴儿、儿童、青年人、成人、老人及运动员。美国小儿科医学会及美国营养学会指出：纯素饮食可促进婴儿正常生长，并且对婴儿成长后的健康也有益处。加拿大营养学会声明：素食是营养完整的饮食，符合各年龄层的营养和能量需求。

Q2 长期摄取植物性蛋白质足够吗？需补充其他营养代替品吗？

常有人担心吃素不够营养，需要从动物性中摄取蛋白质才足够！其实，身体除了水分之外，最大的成分就是蛋白质，为构成细胞的主要物质，有维持生长、发育，修补细胞、组织、合成荷尔蒙、酵素及抗体等功用。人体内的蛋白质是由 22 种氨基酸所组成，其中有 8 种称之为“必需氨基酸”，必须由食物中提供，其他的胺基酸可由身体自行合成。

植物来源的食物中常缺少其中一种或两种“必需氨基酸”，如谷类缺乏一种离氨酸，而豆类则缺少另一种甲硫氨酸，但每天从五谷根茎类、豆类、核果类或种子类中选用食物，就可达到“互补作用”，提升蛋白质的利用率。因此，单纯吃植物性蛋白质根本不用担心，只要均衡的食用五谷根茎类、豆类、核果类，以及种子类就能应付身体的需要。

均衡的天然素食即可提供足够的蛋白质、复合淀粉（纤维＋淀粉）、维生素、矿物质、脂肪、微量元素和植物化合物，所以并不需要其他代替品，但必须强调的是要实行均衡的天然素食原则。一般人怕吃素会营养不良，是误以为动物性蛋白质比植物性蛋白质好，根据德国马克斯·普朗克协会（Max Planck Institute）之研究，指出绿色植物和黄豆、南瓜子、葵瓜子、荞麦、酪梨、杏仁、豆芽，都含有比动物性蛋白质更理想的比例之人类所需的8种必需氨基酸。

Q3 癌症治疗后适合喝生菜汁吗？

可以，但若单纯饮用生菜汁会造成营养素太低，需要再补充其他的营养素，也不能完全断食，最好在均衡饮食下饮用生菜汁。而癌症病患饮用生菜汁的好处是因为生食保留了许多酵素，可以促进肠胃蠕动以及细胞修护。在癌症治疗期间及追踪过程，能根据不同阶段做适当饮食的调整，有助于提升身体的免疫力，让细胞修复，不会因副作用所引起的食欲不振、进食困难，而导致营养不良或体力不支。

Q4 肾脏病患可以吃糙米饭或生菜吗？

可以，但必须先从抽血报告来评估，因为肾脏病患通常分成尿毒及洗肾两大类，如果是尿毒患者，则需要注意磷和钾过高的问题，虽然糙米、生菜的磷及钾都太高，但没有说不能吃，只是需要控制份量；而洗肾的病友，肾脏功能需要以血液透析来维持，而糙米属全谷类营养价值比较高，又可抗氧化，因此可提供更多的矿物质跟维生素，促进有害物质的排泄，对洗肾有很大的帮助。台安医院有许多洗肾病友，吃医院的健康营养餐，主食也都使用胚芽米跟糙米，丝毫没有贫血的现象，白蛋白、磷、钾也控制得很好。

Q5 孕妇与哺乳妈妈如何在天然素食中获得均衡营养？

下页图表是台湾行政院卫生福利部所公布之国人每日营养素建议摄取量，其中提到：目前国人孕妇之热量摄取已足够，所以怀孕第一期（第一个月至第三个月）并不需要增加热量，而第二期及第三期

怀孕期之营养素参考摄取量增加比例

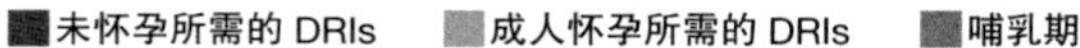

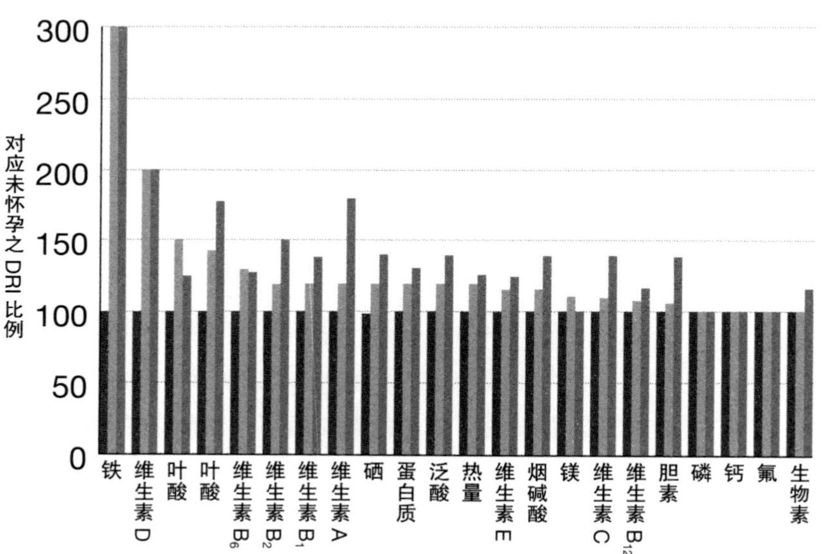

则每日需增加300卡，因此正常的饮用天然素食是均衡营养的。另外，吃全素的哺乳妈妈或她们的婴儿有可能缺乏维生素B群，影响婴儿日后的神经发展，所以必须补充大豆制品或酵母，以增加维他命B群的摄取。

Q6 吃仿肉、仿鱼等素食加工制品，对健康有影响吗?

有，因为仿制品并非天然素食，仅能提供荤食者初期改变成素食适应之用。追求健康天然素食者不宜长期食用仿肉、仿鱼等素食加工食品，因很多这种制品都含很多油脂、高盐分、防腐剂和各种加工原料，缺乏纤维，易造成血管硬化，助长骨质疏松症。

Q7 外食族如何选择才能吃到健康的素食?

首先，尽量选择天然素食馆，并要求少油、少盐和避免煎炸，选择蒸、烤、炖、煮的食物。如果在一般餐馆，则主动告诉服务员自己是健康素食者，请服务员介绍营养可口的菜色，或主动提出一些食谱，如简单的蒜炒蔬菜、蒸豆腐、或去除菜色中的肉类等。倘若明知此次赴宴（外食）无健康素食可选择，建议在家先适量进食再赴宴。

Q8 吃素有什么好处？

简单来说，吃素的好处就是能延长人类的寿命，并且能自在健康地生活，因蔬食中不含有对心血管构成威胁的有害物质，可减少心血管疾病的发生，甚至能降低各项癌症的发生率及发病率。尤其是直肠癌、结肠癌。这是因蔬食中含有大量纤维素，能刺激肠蠕动加快，利于通便，使粪便中有害物质及时排出，降低对肠壁的损害。而且，吃素还能减少肾脏的负担，以及预防罹患骨质疏松症。

Q9 吃素会贫血吗？

维生素 B_{12} 又称为抗恶性贫血因子，可以用来治疗大球性贫血（Marcocytic Anemia），而一般人错误的观念认为维生素 B_{12} 只存在于动物性食物中，以为吃素的人会因为摄取不到维生素 B_{12} 而贫血，但是事实上一些植物里也拥有大量的维生素 B_{12}，包括香菇、紫菜、海带、酵母、大豆等，另外有些植物像是绿

藻的维生素 B_{12} 含量还比动物性食物更多。因此只要均衡地摄取各类蔬果和豆类制品，就不会发生贫血的状况。

Q10 可用哪些天然食材取代提炼油？

摄取天然的油脂来源食物，包含：橄榄、黄豆、坚果、种子及五谷类，可替代提炼油，直接加入食物或制成酱料与食物搭配一起食用。天然油脂富含植物化合物、维生素、矿物质，也不容易氧化，更不会产生自由基，减低致癌机率、血管病变，及避免许多慢性疾病的产生。

Q11 如何搭配每餐素食才能均衡营养？

要养成健康天然素食的原则，不单食物要作正确的选择，饮食的习惯亦然。NEWSTART® 的素食极注重高纤，适中的蛋白质，均衡摄取各类各色的天然植物性食物，多选用全粮五谷（糙米、全麦）及根茎类；不使用精制糖（只从天然椰枣或蔗糖或蜂蜜取甜味，不吃精制的白糖及其产品）；不用精制油（只从天然食材摄取，如杏仁、腰果、核桃）；避免各种加工、腌制、人工色素、防腐剂的食品及任何动物产品。作菜可采用柠檬、葱、蒜、香菜、九层塔、天然香料调味，让每餐多变化，色香味俱全。

Q12 一天三餐该怎么吃才正确?

一般正常饮食，必须吃丰富的早餐，足量蔬菜的午餐，晚餐宜少吃。以份量计算，早餐 2/5 份，午餐 2/5 份，晚餐 1/5 份。早、晚餐多吃水果，午餐多吃蔬菜和根茎类食物。碳水化合物占 60 ～ 70%，蛋白质占 20% ～ 25%。正确的饮食原则为细嚼慢咽，定时定量，两餐之间隔 4 ～ 6 小时，不吃零食、宵夜；用餐时不喝水，先吃蔬果，占胃容量的六成，再吃饭或面包、豆类，只吃七、八分饱，以及补充维生素 B12。晚餐须在就寝前 2 ～ 3 小时前，以便让胃休息而安眠。

Q13 晚餐只吃水果、面包或意大利面而不吃蔬菜，营养足够吗?

营养是足够的，因为养分不是每一餐独立计算，只要一天三餐份量足够，营养就不成问题!

Q14 吃饭当中不能喝水吗?

不能，因为过多水分，特别是冰水，会延长消化时间。由于消化系统需要适量胃液和适温来进行消化，所以最好的饮水时间，应该在三餐之间饮用。

Q15 水果与蔬菜不能同一餐食用吗?

避免水果与高纤维的蔬菜同一餐吃，因为水果较容易消化，高纤蔬菜需较长时间消化，而先消化完的水果在体温下容易发酵，有碍健康。低纤维的蔬菜如：瓜类、生菜、番茄则可以与水果同吃。

Q16 不喝牛奶，钙质摄取足够吗？

可从海带、芝麻、蕨菜、绿叶蔬菜（如苋菜、雪里红、油菜、荠菜……）摄取足够的钙质。100 克牛奶含钙 110 毫克，而 100 克的海带含钙量高达 1177 毫克，比牛奶高 11 倍。许多蔬菜的钙含量也高于牛奶，如芝麻的含钙量比牛奶高 9 倍，蕨菜的钙含量比牛奶高 8 倍，豆腐、大头菜、小白菜、油菜、苋菜的含钙量比牛奶高 1.5 至 3 倍； 随便挑一种绿叶蔬菜，钙含量都不会低于牛奶。而且人喝牛奶或吃肉，其体液和血液会变酸性，呈碱性的钙元素便从骨头中被释放出来中和酸性，之后变成废物从尿道排出，钙就这样流失了。

在此，供两道植物性乳品的食谱，让民众不喝牛奶也能得到所需的营养。

腰果奶

材料：

- 冷开水 . . . . 3½ 杯

- 蜂蜜 ……………………… 1½ 大匙
- 生腰果 ……………………… 1 杯
- 小苹果 ……………… 1 个（切块）
- 盐 ……………………… 1/4 茶匙

方法：

1 先将冷开水 1 杯与腰果用果汁机打匀，然后加蜂蜜、盐及苹果继续打细。

2 将 1 混合物倒入容器内，加入另外温开水 2½ 杯拌匀即可，如不马上喝需冷藏。

全豆奶

材料：

- 煮熟的黄豆（或黑豆）…1 杯 （½ 斤）
- 盐 ……………………… 1/4 茶匙
- 椰枣 ………… 10 粒（或蜂蜜 2 大匙）
- 冷开水 ……………………… 3½ 杯

方法：

1 把 1/2 斤黄豆洗干净泡 4 小时后，内锅加些水盖过黄豆，外锅放 2 杯水，煮至黄豆熟即可。

2 把煮熟的黄豆待凉后，一杯一杯分装于小的保鲜袋，放入冰箱冰冻层。

3 早餐想喝豆奶就可拿出一杯冷冻黄豆放入果汁机内，加 1 杯冷开水及椰枣、盐，一起打成豆奶。

4 把剩余的 2½ 杯冷开水加入黄豆奶搅拌均匀即可。若冬天天气冷可换成 2½ 杯温开水。

Q17 喝牛奶反而会引起骨松吗？

全球约 ¼ 的人口喝牛奶，但有趣的是，全球骨松最严重的国家却是喝牛奶最多的先进国家；导致骨松的原因很多，例如：吃太多甜食、运动量少、少晒太阳、服用某些药物（如胆固醇）、摄食高蛋白质饮食等。若想以喝牛奶来减少骨质流失及补充钙，不如摄食低蛋白食物，多吃蔬菜、坚果、五谷类等，不但骨质不易流失，反而会增加。

Q18 蛋中含有丰富的蛋白质与铁，为何不能吃？但可以吃起司吗？

高蛋白质并非成人身体所需，适量的蛋白质与铁质皆可以从天然蔬菜、水果、坚果及豆类食物中摄取。起司（乳酪）一般多数由牛奶制成，避免食用的道理与牛奶一样。但现在有使用豆奶做的起司，虽去除了牛奶的风险，但成人不需高蛋白，故不宜常吃，以免增加肝肾的负担及骨质流失。

Q19 用餐前需要先吃碱性食物把胃填饱吗？

蔬菜、根茎类食物与水果都是碱性食物，麦与米偏酸性，所有肉类和海鲜都属高酸性，若全素食就不需作先后之分。人体需要碱、酸性的食物，而健康的身体偏碱性，故宜多吃碱性食物。

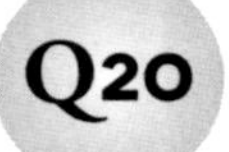

Q20 NEWSTART® 与长寿村村民的共同特征为何？

世界上有好几个长寿村，其中一个位于美国加州罗马林达市，那里的居民大多是素食者、注重运动、节制生活、有信仰，他们的生活与新起点健康生活计划所倡议的类同，而且新起点健康生活计划的创办人米尔顿·克伦医生（MD. Milton Crane）亦曾于罗马林达医学中心服务。

Q21 适合参加 NEWSTART® 健康生活计划的对象？

主要有两种对象：一是认知预防胜于治疗的人，他们的身体仍处于健康的状态，但愿意管理和享受健康。二是健康已经亮黄灯或红灯的人，身体出现高血压、高血脂或高血糖的问题，甚或已患有心脏病、糖尿病或癌症的人。

Q22 NEWSTART® 健康生活计划最大的特色？

NEWSTART® 健康生活计划是一种健康生活方式，实践此生活方式可以预防和降低非传染性疾病（如心血管病、癌症、糖尿病、呼吸性疾病等）的风险，现今的都市生活习惯，特别在饮食、运动、休息、压力和心灵上都欠缺健康。NEWSTART® 健康生活计划能够教导和协助都市人回归健康生活的习惯，实践一个有品质、有活力和长寿的生活。

Q23 NEWSTART® 健康生活计划为什么获得大众高度的赞赏？

因为可以具体帮助各样非传染性疾病、慢性病或亚健康（处于健康和患病之间的过度状态）的问题。此计划符合实证医疗的要求，依据科学研究和临床实验而得到的成果。同时，NEWSTART® 是一种健康生活模式的实践，不推销任何保健食品。

Q24 为什么 NEWSTART® 致力推广活性炭的功效?

活性炭有强大吸收有毒物质和气体的功能，无论外敷或内服，在适量合宜的使用之下，有排毒之疗效，但在健康生活之情况下就不必使用。若因吃下有毒或受污染的食物而腹泻，食用活性炭疗效甚佳。

Q25 NEWSTART® 认同饭后可饮用适量红酒吗?

酒精所引发的害处远比其营养价值还多很多，故 NEWSTART® 健康生活不主张饮用含酒精和咖啡因的饮料。红酒的好处在于葡萄中的养分和促进血液循环的酒精，这已可以从食用新鲜葡萄和运动中获得，故不需喝红酒，更何况红酒的酒精对肝脏和脑细胞均有损害。

Q26 食用过多的黄豆会造成骨松吗？

NEWSTART® 八大健康原则之一是节制，无论再好的食物或活动，过多或过量都可能产生反效果，合时适量至为重要。痛风病患有痛风（嘌呤）代谢紊乱、尿酸排泄过多而导致趾骨关节周围发作剧痛，不宜多吃嘌呤多的饮食（如动物内脏、沙丁鱼、豆类……），与骨质疏松无关。但若戒除所有肉食，痛风者可吃一个拳头份量的豆类，也不会引发剧痛。

Q27 NEWSTART® 认同少量多餐的减重饮食原则吗？

减重的饮食原则，应为每天摄入的食物总热量低于身体所消耗的总热量，所以少量多餐，若不注意总热量亦无济于事。NEWSTART® 不赞成少量多餐，主要是胃肠都需要时间休息，不应整日工作。减重应多食用蔬菜、水果和全谷类低热量的食物，同时增加运动量，多消耗身体的热能，此减重原则才健康又有效。

Q28 吃素可以减肥吗?

NEWSTART® 的健康饮食原则是“四无一高，无奶、无蛋、无精制糖、无提炼油、高纤”，因此不像一般素食采用高油高糖的烹调方式，且无任何加工食品，油脂也是以天然的种子研磨制成，因此除了降低体内胆固醇之外，对于需要减肥的人也非常适合。

Q29 为什么 NEWSTART® 以五谷根茎类的食物，取代精制的白米及白面?

所谓全谷的食物，及未经加工或加工最少的谷类，包括胚芽、胚乳及麸皮，如：糙米、全麦面粉、燕麦、薏仁、荞麦等，虽然含的醣类（碳水化合物）较精制的白米、白面粉略少，但所含其他的营养素，如：维生素 B 群、维生素 E、膳食纤维及矿物质却很丰富，比白米、白面粉高出很多，这些营养素大都集中在胚芽及麸皮部分，在人体内参与重要生理调节的功能。

根茎类的食物，如：番薯、芋头、马铃薯、南瓜、山药等，亦是淀粉的良好来源，还含有膳食纤维、多种维生素及矿物质。此外，其在体内代谢后的矿物质多属碱性，有助调节血液成正常微碱性，增强免疫系统的功能。

Q30 天然温和的香料有助于降低疾病的发生率?

烹调时，尽量简单兼具原味，多选用天然温和香料，如：柠檬、青葱、洋葱、蒜、迷迭香、巴西里、薄荷叶、郁金香粉、时萝草、甜罗勒等，不仅可以增加和保持菜肴的香味、颜色，同时还含有丰富的维生素、矿物质、纤维质及植物化合物等。根据一些研究报告显示：选用天然香料做调味品，有助降低心血管疾病、糖尿病及癌症的发生率。

1 蒜头

含有丰富的蒜素、硫化物及植物化合物。临床研究显示：每天食用½至1瓣的蒜头，有助抗凝血、放松血管、清血及降低高血压及胆固醇。

2 洋葱

与大蒜含的多种硫化物相似，可抗凝血、抑制血块的形成，及抗发炎、防癌等功效。

3 亚麻子

含少许饱和脂肪酸，却富含多元不饱和脂肪酸、植醇及水溶性纤维质，有助降低血胆固醇及低密度脂蛋白、抗凝血，但不会影响血中三酸甘油脂及高密度脂蛋白。

4 温和香料

迷迭香、山艾、百里香及其他温和香料都含有丰富的类异黄酮素，具有抗氧化作用，可保护低密度脂蛋白避免氧化，阻止血块产生及抗发炎、防癌等许多功效。

经研究证明，天然香料对心血管疾病、糖尿病、癌症均有显著的改善效果，因此时常食用，可使我们身心更加健康。

图书在版编目（CIP）数据

观念对了，获得健康好轻松 / 台北台安医院编著 .—北京：中医古籍出版社 ,2014.2
ISBN 978-7-5152-0531-1

Ⅰ．①观… Ⅱ．①台… Ⅲ．①保健 – 基本知识 Ⅳ．①R161

中国版本图书馆 CIP 数据核字 (2014) 第 000205 号

观念对了，获得健康好轻松
台北台安医院 编著

选题策划 曹鹤
责任编辑 邓永标 梅剑
出版发行 中医古籍出版社
社　　址 北京市东直门内南小街 16 号（100700）
经　　销 全国各地新华书店
印　　刷 北京中科印刷有限公司
开　　本 880mm x 1230mm 1/32
印　　张 6.5
字　　数 115 千字
版　　次 2014 年 2 月第 1 版 2014 年 2 月第 1 次印刷
书　　号 ISBN 978-7-5152-0531-1
定　　价 32.00 元